PETIT
COURS D'HYGIÈNE

EN DIX LEÇONS

Rédigé conformément aux nouveaux programmes

A L'USAGE DES ÉCOLES PRIMAIRES

ET SUIVI

D'UN RÉSUMÉ DU COURS D'HYGIÈNE

A L'USAGE DES CLASSES ÉLÉMENTAIRES

PAR LE

Dr ÉLIE PÉCAUT

DEUXIÈME ÉDITION

PARIS

LIBRAIRIE HACHETTE ET Cie

79, BOULEVARD SAINT-GERMAIN, 79

1886

PETIT
COURS D'HYGIÈNE

EN DIX LEÇONS

Rédigé conformément aux nouveaux programmes

A L'USAGE DES ÉCOLES PRIMAIRES

ET SUIVI

D'UN ABRÉGÉ D'HYGIÈNE

A L'USAGE DES CLASSES ÉLÉMENTAIRES

PAR LE

Dr ÉLIE PÉCAUT

DEUXIÈME ÉDITION

PARIS

LIBRAIRIE HACHETTE ET Cie

79, BOULEVARD SAINT-GERMAIN, 79

1886

AVERTISSEMENT

Ce petit livre est destiné aux écoles primaires.

Jusqu'ici les notions d'hygiène n'avaient point été présentées à l'élève séparées des autres sciences naturelles, resserrées et condensées en un manuel distinct. On les lui enseignait occasionnellement, *à propos* d'autre chose et comme en passant.

C'était là méconnaître l'importance pratique de cette science, et surtout sa portée pédagogique.

Nul n'ignore combien il est urgent d'introduire dans l'instruction populaire des notions simples et précises d'hygiène. C'est dans le domaine de la vie physique et de la santé publique ou privée que l'ignorance des lois fondamentales de la nature a ses pires effets, que la croyance au hasard, au mystère, à la fatalité, a ses plus désastreux résultats. De l'école primaire et non d'ailleurs, peut jaillir le rayon de bon sens, de raison simple et pratique qui percera ces épaisses ténèbres. Quelques leçons d'une forme très familière, très sobres, mais claires, vivantes, orientées vers l'application, allant droit à leur but, voilà de quoi il faut composer l'enseignement primaire de l'hygiène, si l'on veut qu'il saisisse d'une prise solide les jeunes esprits et qu'il les munisse d'une provision de route qui ne leur fera plus défaut dans la traversée de la vie.

Enseigner à l'enfant les moyens de sauvegarder sa santé et celle de ses semblables, voilà le premier fruit des leçons d'hygiène. Ce ne doit point être le seul. Elles peuvent servir efficacement aux fins de l'éducation, non moins qu'à celles de l'instruction. Bien faites, elles contribueront à plier la jeune intelligence sous une forte discipline, à la dresser à des habitudes d'observation rigoureuse et pénétrante, d'investigation à la fois prudente et hardie, à la doter enfin de quelques unes des meilleures habitudes de l'esprit scientifique.

Il faut pour cela que le maître, tout en se maintenant avec scrupule dans le cercle des connaissances *indispensables*, use pour les enseigner d'une méthode très ample, très synthétique, les rattachant par des liens manifestes à tout l'ensemble des connaissances. De la sorte elles seront pour l'enfant une révélation de l'unité de la nature. Elles ouvriront son esprit à cette conception de l'ordre, de la loi inflexible, qui est peut-être le plus inappréciable bienfait de la culture scientifique.

Nous n'osons nous flatter d'offrir aux maîtres primaires un modèle parfait du cours d'hygiène tel que nous venons de le définir. Ce que nous pouvons affirmer, c'est que notre préoccupation a été de faire une œuvre à la fois très simple et pourtant éducative, de nous limiter au strict nécessaire, tout en nous efforçant d'utiliser ces humbles éléments en vue de la culture générale. Celui-là seulement nous pourrait reprocher notre sobriété, et, nous osons dire, nos sacrifices, qui ignorerait à quel niveau peu élevé s'arrête encore l'instruction scientifique dans l'immense majorité de nos écoles primaires, et combien peu d'élèves en parcourent le cycle tout entier.

Encore notre *Petit cours d'Hygiène* ne s'adresse-t-il dans notre pensée qu'aux élèves des classes supérieures, à ceux qui ont déjà reçu quelque enseignement régulier, bien qu'élémentaire, d'histoire naturelle, de physique, de lachimie.

A l'usage des élèves des petites classes, nous avons tenu à extraire de ce cours les notions les plus rudimentaires, les préceptes les plus susceptibles de se formuler sans se démontrer, et nous en avons composé, sous le titre d'*Abrégé*, une sorte de petit catéchisme d'hygiène très court et très simple, que l'on trouvera aux dernières pages. Le maître pourra, soit l'enseigner et le faire apprendre par cœur tel qu'il est, soit le commenter en puisant son inspiration et ses documents dans les leçons à l'usage de la classe supérieure.

Dr ÉLIE PÉCAUT.

PETIT COURS D'HYGIÈNE

PREMIER ENTRETIEN

CE QUE C'EST QUE L'HYGIÈNE

Mes enfants, vous avez appris à lire, à écrire et à calculer, et cela vous sera utile tous les jours de votre vie. Vous avez appris quelques autres choses encore, par exemple un peu de géographie, un peu d'histoire, et vous en êtes bien aises, parce qu'il est intéressant de savoir comment est faite cette terre où nous vivons et ce qui s'y est passé autrefois.

Mais il y a quelque chose qui est bien aussi important que tout cela, et dont vous ne savez pas encore le premier mot. Ce quelque chose, dont nous allons causer ensemble, c'est votre santé.

Vous vous portez bien, et vous trouvez cela tout simple, parce que vous êtes jeunes et vigoureux. Mais vous ignorez comment on fait pour rester bien portant, pour conserver la santé.

Je vois bien ce que vous pensez. Vous vous dites tout bas : « Pour rester bien portant, il n'y a qu'un moyen, c'est de ne pas être malade, et cela ne dépend pas de nous. La santé et la maladie, ça vient ou ça s'en va sans qu'on sache pourquoi ni comment. Quand Dieu nous donne la santé, c'est tant mieux. S'il nous envoie le mal, c'est tant pis : il faut bien le prendre, puisqu'on n'y peut rien. »

Voilà ce que vous pensez, et vous avez à moitié raison ; à moitié seulement.

Oui, cela est vrai, on ne peut pas toujours s'empêcher de tomber malade. Mais il est vrai aussi qu'il y a des maux et des accidents que l'on peut éviter, si l'on sait s'y prendre. Réfléchissez un peu et vous le comprendrez tout de suite.

Vous rappelez-vous la consternation de notre petit village, lorsque, il y a un an, Jean-Claude, le charbonnier, et sa femme moururent subitement pour avoir mangé des champignons vénéneux? S'ils avaient su reconnaître les bons champignons des mauvais, ils seraient encore des nôtres, les braves gens !

Et votre camarade Bernard, pourquoi ne le vois-je pas à sa place, au milieu de vous? Vous le savez bien. L'autre jour, il s'était échauffé à courir, il était en nage, quand l'idée lui vint d'aller se désaltérer à la source du bois des Ormes. Ah ! la malheureuse idée ! A peine eut-il bu quelques gorgées de cette eau glacée, il pâlit, chancela, un frisson le prit, et voici deux longues semaines qu'il est dans son lit, atteint d'une fluxion de poitrine. S'il l'avait su, le pauvre Bernard, combien il est dangereux de boire de l'eau fraîche quand le corps est en sueur, il ne serait pas malade, il serait là, aujourd'hui, à m'écouter.

L'été dernier, plusieurs personnes du village sont tombées, l'une après l'autre, malades de la petite vérole. Vous ne le savez que trop, vous, Guillaume, puisque votre petite sœur en est morte.

D'où venait-elle, la mauvaise maladie? Je vais vous le dire. C'est Mme Moreau, la femme de l'épicier, qui est allée la chercher, sans le savoir, bien sûr, en visitant à l'hôpital de la ville une de ses parentes qui en était atteinte : huit jours après, elle tombait elle-même malade et répandait le fléau parmi nous. Eh bien! si la bonne Mme Moreau avait su à quel point ce mal est contagieux, elle ne serait pas allée à l'hôpital, ou bien elle aurait pris certaines précautions, et la sœur de Guillaume ne serait pas morte.

Bien des années avant votre naissance, il y avait à l'ouest du village, là où l'on voit aujourd'hui les belles prairies de la Priche, un vaste marécage où ne poussaient que des joncs. Les joncs, ce n'est que demi-mal; mais il y poussait aussi des fièvres, car dans les maisons des environs, on était sûr de toujours trouver quelque fiévreux, grelottant, maigre et jaune. Cela dura jusqu'au jour où le propriétaire eut l'idée de faire drainer et dessécher le marais. Dès lors, plus de fièvres. Ce fut double profit : le fermier y gagna des prés magnifiques et le pays d'alentour y gagna la santé. Mais si l'on avait su plus tôt que l'air des marais donne la fièvre, que de maux l'on se fût épargnés en creusant quelques rigoles et quelques canaux !

Vous souvenez-vous du père Boissard, le vieux cantonnier, qui était toujours ivre? Il s'en est allé mourir à l'hôpital. A force de boire, un tremblement l'avait pris et ne le quittait plus; ses mains ne tenaient pas l'outil, ses jambes refusaient leur service. De temps en temps le vin lui montait à la tête, et alors une crise terrible le secouait : c'étaient des cris, des trépigne ments, des visions hideuses. Une dernière crise, plus forte que les autres, l'a emporté. Cette fin lamentable, il eût dépendu de lui de l'éviter : il n'avait pour cela qu'à renoncer à s'enivrer.

Vous le voyez, il n'est pas vrai que la maladie soit toujours inévitable. L'intelligence, l'instruction et la sobriété peuvent beaucoup pour nous préserver d'être malades, en sorte que nous sommes, dans une large mesure, les maîtres de notre santé et de notre vie. C'est nous-mêmes, bien souvent, qui nous rendons malades et qui nous tuons. Vous priez Dieu, le soir, de vous conserver la santé. Cela est fort bien. Mais vous savez le proverbe : **Aide-toi, le ciel t'aidera !** C'est-à-dire que le plus sûr est d'apprendre à éviter vous-mêmes le mal.

Cela s'apprend, en effet. Vous ne devineriez pas tout seuls que l'eau marécageuse donne la fièvre, ni à quels signes on reconnaît les champignons dangereux, ni comment on se préserve des maladies contagieuses, ni mille autres secrets précieux et curieux pour rester bien portant. Pour savoir ces choses, il les faut étudier, et c'est ce que nous allons faire ensemble.

Mais avant d'aller plus loin, il faut que vous sachiez le nom de cette science qui enseigne la santé ; car c'est une science, tout comme la géographie ou l'arithmétique. On l'appelle l'**hygiène.**

Ce nom vous est tout nouveau. Vous ne l'aviez encore entendu prononcer à personne. C'est qu'en effet l'hygiène, cette science si utile, que nous devrions tous connaître à fond, est inconnue de presque tout le monde. Bien des gens ignorent même qu'elle existe.

Quant à vous, vous savez maintenant qu'elle existe. De ce premier entretien, retenez ceci :

C'est que ce n'est pas *par hasard* que nous sommes malades ou bien portants ; ce n'est pas non plus pour des raisons mystérieuses, que notre intelligence ne peut pas espérer découvrir. Tout au contraire, les causes de nos maux sont toujours très naturelles, et quand on les connaît, il est souvent possible de les éviter.

PROVERBES ET PENSÉES

Mieux vaut soigner sa santé que sa maladie.

** **

Dieu nous donne une longue vie : c'est nous qui la faisons courte.

** **

Qui n'a santé, n'a rien.

** **

Il y a remède à tout, hormis à la mort

DEUXIÈME ENTRETIEN

COMMENT IL FAUT RESPIRER

Ce matin, en quittant la classe, **nous avons oublié** d'ouvrir les fenêtres pour qu'elle s'aérât pendant la récréation. Nous nous en sommes bien aperçus, en y rentrant tout à l'heure : l'air y avait une mauvaise odeur qui nous a frappés dès l'entrée.

Pouvez-vous me dire pourquoi cet air sentait mauvais?

— C'est qu'il avait servi.

— Servi à quoi?

— Vous le savez : il avait servi à notre **respiration** pendant la classe du matin. C'était de l'air déjà respiré. Vous avez, il n'y a pas longtemps, étudié la respiration, et vous n'ignorez pas en quoi elle consiste. Mais il n'est pas mauvais que nous y revenions ensemble et que nous résumions rapidement ce que vous avez appris là-dessus. Le voici en deux mots :

L'homme, comme tout être vivant, **respire**, c'est-à-dire qu'il attire au-dedans de lui cet air qui l'environne de toutes parts.

C'est par la poitrine, par les **poumons**, que nous prenons, que nous absorbons la plus grande partie de cet air indispensable à notre vie.

Et combien en absorbons-nous? Ce n'est pas difficile à calculer. Chaque fois que notre poitrine se soulève, il y entre environ un demi-litre d'air; comme elle se soulève à peu près vingt mille fois par vingt-quatre heures, vous voyez que nous aspirons en moyenne **dix mille litres d'air par jour.**

Mais ce n'est pas tout. Un homme, un animal quelconque, ne respire pas seulement en introduisant de l'air dans sa poitrine. Il respire aussi **par la peau.** La peau, comme les poumons, absorbe l'air **dont** l'animal a besoin pour vivre.

En voulez-vous une preuve ? Si l'on arrache à une grenouille ses poumons, la pauvre bête continue pourtant à vivre : c'est qu'elle respire par la peau. Voici une autre expérience tout aussi concluante : si l'on enduit de goudron le corps d'un animal, d'un bœuf, par exemple, on le voit donner des signes d'étouffement, se refroidir peu à peu, et enfin mourir faute d'air, quoiqu'il puisse respirer par les poumons. C'est que sa peau goudronnée ne pouvait plus absorber d'air, et que ses poumons n'en fournissaient pas assez pour entretenir la vie.

Ceci vous montre, pour le dire en passant, combien il est indispensable à la santé que notre peau soit toujours propre, toujours *perméable*, comme on dit, afin qu'elle puisse toujours respirer.

Nous respirons donc par les poumons et par la peau, voilà qui est compris. Mais pourquoi respirons-nous ?

C'est, comme vous l'avez appris, pour nous emparer de l'un des éléments de l'air, l'**oxygène.**

Cet oxygène, nous en avons absolument besoin. Nous ne pouvons pas vivre une seconde sans lui ; nous nous passerions plus aisément de manger que d'absorber de l'oxygène. Il est l'aliment de notre vie.

Mais enfin, que vient-il faire au dedans de nous ? — Il se mêle au sang et se répand dans toutes les parties de notre corps, à la recherche d'une substance que vous connaissez bien, le **charbon**.

— Nous avons donc en nous du charbon ?

— Oui, sans doute. Il y en a dans beaucoup de nos aliments, dans tout ce qui est gras, beurre, huile, graisse, crème ; dans la farine, dans le sucre, dans le vin. Nous avalons ainsi chaque jour au moins une demi-livre de charbon.

Ainsi l'oxygène que nous respirons voyage avec le sang à travers notre corps et rencontre le charbon que nous avons mangé.

Ce qui se passe alors, vous le savez. C'est exactement ce qui se passe dans nos cheminées. L'oxygène brûle ce charbon, c'est-à-dire qu'il s'unit violemment à lui en produisant une vive chaleur. Voilà pourquoi, si vous posez la main sur la peau d'un homme, d'un animal quelconque, vous sentez de la chaleur. Cette chaleur, c'est celle que produit le charbon qui brûle au dedans de l'animal.

L'homme, comme tout animal, est donc une sorte de cheminée, ou plutôt de poêle vivant. Ce feu, cette **combustion**, c'est précisément la vie : si elle s'arrête, notre vie s'arrête aussi. Par l'alimentation, nous bourrons de charbon notre poêle. Par la respiration, nous *soufflons le feu*, nous envoyons un torrent d'oxygène sur ce précieux foyer qu'il ne faut pas laisser s'éteindre sous peine de mort. A votre naissance, quand votre petite poitrine s'est soulevée et gonflée pour la première fois, c'est votre poêle qui venait de s'allumer ; il n'a pas cessé de brûler depuis lors ; il brûle en ce moment, et il brûlera ainsi jusqu'au moment où il faudra, bon gré, mal gré, le laisser languir, puis s'éteindre, c'est-à-dire jusqu'au moment où vous mourrez. Souhaitons que ce soit le plus tard possible, et pour cela apprenons comment il faut s'y prendre pour bien souffler ce feu sacré, pour lui fournir chaque jour l'oxygène de dix mille litres d'air bien pur.

Si nous vivions toujours en plein air, voilà une question qui ne nous préoccuperait guère. Prenant l'oxygène à pleins poumons dans l'inépuisable atmosphère, nous n'aurions pas à craindre d'en manquer.

Mais beaucoup d'entre nous passent une bonne partie de la journée dans des habitations : maisons, ateliers, magasins. En outre, nous y passons toutes les heures du sommeil. Une grande partie de notre vie s'écoule donc entre quatre murs, dans des pièces closes, et par conséquent il faut nous préoccuper de savoir si ces pièces renferment assez d'air pour entretenir la flamme de notre vie.

— La chose est bien simple, pensez-vous. Puisqu'une personne respire dix mille litres d'air par jour, il suffit que la chambre qu'elle occupe contienne ces dix mille litres, c'est-à-dire qu'elle ait un cubage de dix mètres cubes. Et s'il s'agit d'une pièce occupée par plusieurs personnes, il faut qu'elle ait autant de fois dix mètres cubes qu'elle abrite d'individus.

Non, la chose n'est pas aussi simple, comme vous l'allez voir bien vite.

L'oxygène, en s'unissant en nous au charbon, forme avec lui un corps nouveau, un corps qui est fait d'oxygène et de charbon réunis. Ce corps est un gaz dont on vous a déjà parlé : c'est l'**acide carbonique**.

A mesure qu'il se forme au dedans de nous, le sang le prend, le transporte aux poumons et à la peau, qui nous en débarrassent en l'exhalant au dehors. De sorte qu'un homme qui respire prend à l'air de l'oxygène et lui rend de l'acide carbonique. Enfermez cet homme dans une chambre : en peu de temps il aura épuisé tout l'oxygène de la chambre et l'aura remplacé par de l'acide carbonique.

Or, vous ne l'ignorez pas, l'acide carbonique est un poison violent; il tue ceux qui le respirent. Un chien enfermé dans un réservoir plein d'acide carbonique meurt en quelques secondes : un homme y périrait également.

Ainsi, vous le voyez, une personne qui respire fabrique du poison et répand ce poison dans l'air, en sorte que l'on a pu dire que **l'haleine de l'homme est mortelle à l'homme**.

Savez-vous comment se nomme cette façon de mourir faute d'air pur, de s'empoisonner avec de l'acide carbonique ? Elle se nomme l'**asphyxie**.

Il y a deux manières de mourir empoisonné. On peut absorber tout d'un coup beaucoup de poison, par exemple une cuillerée de mort-aux-rats, et alors la mort survient brusquement. Ou bien, au contraire, on peut prendre le poison lentement, par très petites doses, une miette de mort-aux-rats chaque jour, et alors on ne meurt pas tout de suite : on commence par être un peu souffrant, puis on tombe malade et enfin on expire après un temps plus ou moins long.

Il en est exactement de même de cet empoisonnement par l'acide carbonique que l'on appelle l'asphyxie. Il peut être brusque, foudroyant, ou au contraire lent, silencieux, à peine sensible.

Voulez-vous un exemple d'*asphyxie brusque?* En voici un terrible. Dans la dernière guerre que les Hindous ont soutenue contre les Anglais, une compagnie de soldats anglais avait été faite prisonnière. Les vainqueurs entassèrent les captifs, au nombre de cent quarante-six, dans un cachot de trois mètres carrés, éclairé et aéré par une étroite lucarne. Lorsque, six heures après, on ouvrit la porte de la cellule, cent vingt-trois des prisonniers étaient morts; l'asphyxie les avait foudroyés.

Il y a peu de temps, une réunion publique a eu lieu à la ville. La salle était étroite et basse, et les assistants étaient très nombreux, beaucoup trop nombreux pour cette petite salle. De plus, c'était le soir, et des becs de gaz allumés consumaient leur bonne part de cet oxygène déjà trop rare. Qu'est-il arrivé? Deux des assistants perdirent connaissance et roulèrent à terre : le foyer de la vie s'éteignait en eux. On les emporta au dehors : l'air vif et pur de la rue ranima cette flamme languissante et leur rendit la vie.

C'est là l'asphyxie rapide, qui tue en quelques minutes.

Vous pensez bien qu'il est rare qu'elle se produise, en sorte que nous n'avons guère à la craindre. Mais il est une autre asphyxie, mille fois plus redoutable, parce qu'elle est très fréquente, hélas! et parce que l'on ne s'en aperçoit que trop tard : c'est l'*asphyxie lente.* Voici dans quelles circonstances s'accomplit le silencieux et fatal empoisonnement.

Dans une de ces mansardes étroites et surbaissées, comme il y en a tant dans les grandes villes, vit une pauvre couturière : elle y travaille tout le jour, elle y dort la nuit. La respiration de l'ouvrière appauvrit et vicie sans cesse les quelques centaines de litres d'air que renferme la pauvre cellule. C'est l'hiver; la neige couvre les toits : impossible de laisser ouverte l'unique fenêtre. Un petit poêle réchauffe la chambrette, mais il contribue aussi à vicier l'atmosphère, à dépenser le précieux oxygène et à répandre de l'acide carbonique. Cependant, comme l'air se renouvelle tant bien que mal par les joints de la porte et de la fenêtre, ce gaz empoisonné, que produisent la respiration de l'ouvrière et la combustion du poêle, ne reste pas tout entier dans la mansarde; une partie est entraînée au dehors et disparaît. Ce qu'il en reste n'est point suffisant pour asphyxier tout d'un coup, pour tuer brusquement la pauvre femme. Il n'y en a même pas assez pour l'incommoder, pour lui donner ces vertiges, ces maux de tête qui l'avertiraient du danger, en sorte que rien ne lui fait soupçonner la présence de l'invisible poison, et qu'elle continue, jour par jour, à le respirer sans défiance.

Qu'arrive-t-il? La flamme de sa vie, alimentée par cet air impur, ne s'éteint pas, mais peu à peu elle pâlit, elle languit. La pauvre femme s'affaiblit, ses joues sont blanches, ses membres maigres et débiles; bientôt une petite toux sèche se fait entendre, et enfin une maladie éclate et a vite fait d'éteindre ce foyer déjà mourant.

Voilà l'asphyxie lente. Elle est la plus terrible de

toutes, parce qu'elle est insensible, muette, ne se révèle que lorsque déjà la santé est détruite. Et elle est malheureusement très fréquente, parce qu'elle se produit chaque fois que l'air respiré n'est pas absolument pur. Elle menace les ouvriers qui travaillent dans un atelier trop étroit ou mal aéré, les pauvres gens qui n'ont parfois qu'une chambre pour trois ou quatre personnes, enfin tous ceux qui ne peuvent pas ou ne savent pas donner à leur vie un aliment abondant et sain. Et de ceux-là, hélas! il y en a des milliers et des milliers.

Et pourtant, il leur suffirait de bien peu de peine et de dépense pour faire disparaître ou tout au moins pour affaiblir considérablement ce terrible danger!

Comment? — C'est ce que nous verrons dans une prochaine causerie.

PROVERBES ET PENSÉES

•

L'haleine de l'homme est mortelle à l'homme.

*
* *

Le mauvais air tue plus de monde que l'épée.

*
* *

Là où l'air n'entre pas, le médecin entre.

*
* *

Rareté d'air, abondance de maux.

*
* *

L'air est l'aliment de la respiration. De même qu'on ne mange pas ce qui a déjà été mangé, de même il ne faut pas respirer un air qui a servi.

TROISIÈME ENTRETIEN

COMMENT IL FAUT RESPIRER

(*suite*)

Respirer un air bien pur, exempt d'acide carbonique, voilà la première condition de la santé. Mais comment faire pour maintenir toujours la parfaite pureté de l'atmosphère que l'on respire?

Un homme produit et exhale environ **seize litres** d'acide carbonique par heure. D'autre part, de savants chimistes ont démontré que ces seize litres suffisent pour vicier, pour empoisonner dix mètres cubes d'air. Vous voyez tout de suite la conclusion : c'est que pour que l'atmosphère reste toujours salubre, il faut **dix mètres cubes d'air par personne** se renouvelant d'heure en heure. Telle est la règle précise, rigoureuse, que nous fournit l'hygiène, et que nous devons observer avec soin si nous tenons à la santé.

— Mais, direz-vous, elle est aussi trop exigeante, votre hygiène, et il n'y aurait que les gens très riches, les habitants des palais, qui pourraient la satisfaire. Supposons qu'il s'agisse d'une chambre à coucher. Nous y entrons vers neuf heures du soir; nous en sortons vers cinq heures du matin : cela fait un séjour de huit heures. Il faudrait donc qu'elle pût renfermer 8 fois 10 mètres cubes d'air, c'est-à-dire qu'elle cubât $8 \times 10 = 80$ mètres! Et encore en admettant qu'elle n'abritât qu'un seul dormeur! Et si deux, trois personnes y couchent, comme c'est souvent le cas, ce n'est plus 80 mètres, c'est 160, c'est 240 mètres qu'elle devrait cuber. C'est-à-dire qu'il la faudrait grande comme une vaste grange. Cela est impossible. Quand une chambre a 4 ou 5 mètres de côté et $2^m,50$ de haut, c'est déjà joli. Il y a bien des gens qui n'en ont pas de telles !

Cela est vrai, mes enfants. Nos chambres n'ont guère que 40 à 50 mètres de cubage, et il est rare qu'elles ne soient occupées chacune que par une personne. Mais il y a un moyen de compenser l'insuffisance de l'espace et de respirer un air pur dans une chambre trop petite

Ce moyen, vous le devinez : c'est de renouveler l'air, ou, pour employer le vrai mot, c'est la **ventilation**.

Ventiler une chambre, c'est changer, renouveler sans cesse l'air qu'elle contient, enlever l'air qui a servi et en remettre de neuf.

Et comment assurer ce renouvellement constant de l'air intérieur ?

Tout bonnement en le faisant communiquer librement avec l'air extérieur.

Une cheminée, lorsqu'on y fait du feu, est un excellent instrument de ventilation. Elle aspire incessamment l'air de la chambre, le réchauffe et le lance au dehors avec la fumée. Pour remplacer ce torrent d'air chaud qui s'en va, l'air froid et pur du dehors arrive de tous les côtés, par les joints des fenêtres, par les interstices des portes, par les fentes du plancher. De sorte qu'une cheminée allumée *appelle* constamment l'air pur de l'extérieur et ainsi ventile la chambre.

Lorsqu'on ne fait pas de feu, cet appel d'air n'existe pas : cependant l'air respiré et impur de la chambre peut communiquer, par le tuyau, avec l'atmosphère extérieure, et cela vaut toujours mieux que rien.

Voilà pourquoi une bonne chambre à coucher doit toujours être munie d'une cheminée, et pourquoi il faut se bien garder de fermer cette cheminée d'un écran, comme trop de gens le font en été.

Mais une cheminée, après tout, ne renouvelle suffisamment l'air que lorsqu'on y fait du feu, et on ne peut pas toujours en faire. Que de gens n'en font jamais ! Que de gens n'ont même pas de cheminée dans leur chambre !

Il faut donc chercher autre chose, quelque autre moyen de ventilation.

Ce n'est pas difficile. Il suffit de pratiquer un trou quelque part, dans le mur ou dans les carreaux de la fenêtre, de façon que l'air, le bon air pur qui est dehors, puisse entrer à tout instant et venir remplacer celui que nous avons déjà respiré.

Ce trou, il faudra toujours le pratiquer près du plafond, afin que, pendant la nuit, le courant d'air froid, au lieu d'aller frapper directement le dormeur, se heurte au plafond, s'y brise en nappe et redescende lentement.

Au lieu de pratiquer un simple trou, il vaut mieux, pour peu qu'on le puisse, remplacer l'un des carreaux supérieurs de la fenêtre par un **vasistas**. Vous savez ce que c'est qu'un vasistas. Les fenêtres de notre classe en sont pourvues. C'est une sorte de petite trappe qui s'ouvre vers le haut et dont l'ouverture varie à volonté De la sorte, on peut augmenter ou diminuer le courant d'air pur, selon qu'il en est besoin.

Si la chambre est occupée par plusieurs personnes,

on ouvre le vasistas tout grand ; si l'on est seul à y dormir, on se contente de l'entre-bâiller.

Vous le voyez, mes enfants, si le danger de respirer un air impur est redoutable, éviter ce danger est chose bien facile. Le pauvre, dans sa mansarde, peut se donner le luxe d'un air aussi abondant et aussi pur que le riche dans son palais. Il ne faut ni argent ni peine pour faire un trou dans un mur, pour casser un carreau de vitre.

Ce sont là des précautions que chacun pourrait prendre, s'il en savait l'utilité. Et combien de vies ne sauveraient-elles pas, ces précautions si simples et si peu coûteuses ! Combien de familles passent la nuit dans une chambre étroite, trop bien close, dont l'atmosphère a, le matin, une odeur suffocante !

La ventilation est encore bien plus nécessaire **quand la chambre est occupée par un malade**. Et cela se comprend aisément. Quand est-il le plus nécessaire de souffler le feu ? C'est quand il menace de s'éteindre. Eh bien ! lorsqu'une personne est malade, cette combustion qui est sa vie même s'est ralentie : le vivant foyer ne brûle plus que languissamment. Combien ne serait-il pas dangereux de lui donner un air malsain, pauvre d'oxygène, souillé et empoisonné d'acide carbonique ! C'est, au contraire, le moment de lui fournir un air de première qualité, scrupuleusement pur, pour tâcher de ranimer la triste flamme.

Cette nécessité que vous comprenez à présent si bien et que vous trouvez évidente, bien des gens l'ignorent. Trop souvent, dans la chambre d'un malade, on voit les fenêtres hermétiquement condamnées, les portes rigoureusement closes, de telle façon que l'air qu'il respire ne saurait se renouveler. Le malheureux est ainsi plongé dans une atmosphère de plus en plus impure, de plus en plus dangereuse. Si l'on avait dessein de priver d'une chance de guérison, on ne saurait mieux faire. C'est comme si, pour ranimer un feu qui s'éteint, on s'avisait de fermer exactement la cheminée et toute autre ouverture par où l'air pourrait arriver.

Apprenez, mes enfants, à redouter une pratique aussi absurde, aussi dangereuse. Plus tard, sans doute, une fois grands, vous aurez des malades à soigner. Ne les calfeutrez pas dans un bain d'air souillé et insalubre. Au contraire, ayez grand soin de leur donner à respirer l'atmosphère la plus pure, la plus vivifiante possible.

— Cependant, me direz-vous, ne faut-il pas éviter de refroidir les malades, de les exposer à des courants d'air ?

Oui, sans doute. Mais rien n'est plus aisé que de renouveler l'air de la chambre sans refroidir le malade. Il suffit de prendre quelques précautions, par exemple de fermer les rideaux du lit pendant que l'on ouvre un instant la fenêtre, et de ne les rouvrir qu'une fois la fenêtre refermée. Cependant, si l'on est en été, que le temps soit chaud, sans vent ni humidité, laissez bravement la fenêtre ouverte : faites entrer l'air et le soleil ; c'est la santé qui entre avec eux.

C'est pour la même raison qu'il n'est pas bon de laisser séjourner plusieurs personnes autour du chevet d'un malade, à moins que la pièce ne soit très vaste. Ces personnes prendraient leur part de l'oxygène dont le malheureux a si grand besoin et contribueraient à empoisonner l'atmosphère en y déversant de l'acide carbonique.

Peu de visites et beaucoup d'air, voilà ce qu'il faut à ceux qui se débattent contre la maladie.

PROVERBES ET PENSÉES

Il faut faire respirer la maison, pour que les habitants respirent.

*
* *

Ce n'est pas assez que les meubles soient propres ;
il faut aussi nettoyer l'air.

*
* *

Le vrai secret pour prolonger la vie, c'est de ne pas l'abréger
soi-même.

QUATRIÈME ENTRETIEN

POURQUOI L'ON MANGE

Nous venons de voir combien l'hygiène est exigeante sur la quantité et la qualité de cet aliment respiratoire qu'on appelle l'air. Elle l'est tout autant en ce qui concerne les autres aliments, ceux que nous prenons par la bouche et que nous introduisons dans notre estomac.

Mais avant d'étudier ces exigences, ces règles de l'**hygiène alimentaire**, il nous faut résumer brièvement ce que vous avez appris sur l'**alimentation**.

Un homme, tant qu'il vit, respire, disions-nous. Nous pouvons dire aussi : tant qu'un homme vit, il mange. — Mais pourquoi mange-t-il ?

Dans notre dernière causerie, nous comparions l'homme à un poêle allumé. Notre comparaison n'était pas tout à fait juste, car enfin l'homme va, vient, tandis que le poêle ne saurait bouger.

Ce n'est pas à un poêle qu'il faut comparer l'homme. C'est à une locomotive. Comme la locomotive, l'homme possède un foyer intérieur, dans lequel brûle incessamment du charbon. Comme dans la locomotive, la chaleur de ce foyer sert à faire marcher toute la machine.

Mes enfants, ceci n'est pas une comparaison. C'est la réalité même. L'homme n'est pas *comme* une locomotive : *il est* une vraie locomotive; seulement c'est une locomotive qui sait aller chercher elle-même tout ce dont elle a besoin : l'eau, le charbon et le reste. Le feu intérieur que nous entretenons soigneusement nous donne justement la force de bouger, de *nous mouvoir*, tout comme c'est le feu de la machine à vapeur qui donne le mouvement aux roues.

Que faut-il à une locomotive pour qu'elle ne s'arrête pas de travailler ? — Il lui faut deux choses :

D'abord du charbon pour alimenter le feu qui la fait marcher ;

Ensuite de quoi réparer sans cesse les parties qui s'usent, c'est-à-dire du fer pour ses roues, du cuivre pour ses tuyaux, de l'acier pour ses essieux.

Eh bien ! il en est exactement de même de tout animal vivant, et en particulier de l'homme. Que lui faut-il pour vivre ? — Il lui faut deux choses :

D'abord du **charbon**, pour entretenir son foyer intérieur;

Ensuite de la **viande**, ou des aliments semblables à la viande, pour réparer sa propre chair, c'est-à-dire son corps au fur et à mesure qu'il s'use.

Nous pouvons maintenant répondre à la question : Pourquoi l'homme mange-t-il ? — Il mange : 1° pour faire flamber le feu de sa vie, et 2° pour réparer les parties usées de son corps.

Nous pouvons aussi répondre à la question : Que doit-il manger? — Il doit manger :

1° Des aliments contenant du charbon, c'est-à-dire des aliments *combustibles;*

2° Des aliments renfermant de la viande ou des substances analogues à la viande, des aliments *réparateurs.*

— Très bien, direz-vous. Mais cela ne nous avance guère. Il faudrait savoir quels sont les aliments qui renferment du charbon, et quels sont ceux qui peuvent remplacer la viande.

C'est juste ; mais il y a longtemps que les savants, les chimistes, se sont préoccupés d'éclaircir cette question, en sorte qu'il est très facile de vous répondre.

Les aliments **combustibles**, renfermant du charbon, sont : la *graisse*, le *beurre*, l'*huile*, le *lard*, le *sucre*, le *jaune d'œuf*, les *farines*, les *fécules*, l'*alcool* et tous les liquides renfermant de l'alcool, c'est-à-dire le *vin*, la *bière*, l'*eau-de-vie*, le *rhum*, les *liqueurs fortes*. Tous ces aliments sont le charbon de notre locomotive : ils n'entrent dans notre corps que pour y être brûlés, c'est-à-dire pour s'unir à l'oxygène venu des poumons. Leur combustion produit de la chaleur, et elle produit aussi la force que nous employons à remuer nos membres.

Les aliments **réparateurs** ne contiennent pas de charbon comme les précédents. Ils contiennent tous une autre substance, bien différente, que vous avez appris à connaître dans nos leçons de chimie ; cette substance est l'**azote**. Notre corps tout entier est fait d'azote. En sorte que pour réparer notre corps à mesure qu'il s'use, il nous faut absolument manger des substances renfermant de l'azote.

Quelles sont les substances *azotées*, susceptibles de former des aliments réparateurs? La première de toutes est la *viande*. C'est là l'aliment réparateur par excellence. Mais on trouve de l'azote en bien d'autres substances alimentaires : par exemple, dans le *lait*, dans certains *légumes*, dans le *blanc d'œuf*, etc. Tous ces aliments sont propres à reconstituer nos organes usés par la vie de chaque jour. Ils entrent en nous, non pas pour s'y brûler et disparaître, comme les aliments combustibles, mais pour devenir des organes vivants, *pour devenir nous-mêmes.*

— Voilà qui est clair, direz-vous. Nous comprenons fort bien que pour rester vivants et bien portants, il nous faut manger du charbon et de l'azote, ou tout au moins des aliments contenant du charbon et d'autres contenant de l'azote. Mais tout n'est pas dit. Il faudrait encore savoir combien nous devons manger des uns, et combien des autres.

Vous avez raison. C'est là la question importante. Heureusement qu'il est très facile d'y faire une réponse, sinon tout à fait précise, du moins à peu près exacte. La voici :

Un homme de taille ordinaire dépense, en moyenne, par vingt-quatre heures, **250 grammes de charbon** et **15 grammes d'azote.** En d'autres termes, il faut qu'il trouve dans ses aliments 250 grammes de charbon et 15 grammes d'azote pour réparer exactement ses pertes et continuer à vivre et à travailler.

Qu'arrivera-t-il s'il ne les y trouve pas, si sa nourriture est trop pauvre, trop peu réparatrice ?

Il arrivera que les pertes de ce malheureux ne seront pas comblées : l'usure des organes ne sera pas réparée, et le foyer, manquant de charbon, ne brûlera plus que d'une flamme pâle et languissante.

Un homme mal nourri *maigrit :* c'est que son corps

s'use et ne se répare pas. Et il *s'affaiblit :* c'est que la combustion, d'où il tire sa force, ne flambe plus suffisamment. Si un pareil état se prolonge, l'affaiblissement et l'amaigrissement vont croissant de jour en jour, jusqu'à ce que la petite étincelle de vie qui subsistait encore vienne enfin à disparaître. Le feu s'est éteint faute de combustible, et la machine s'est arrêtée faute de feu.

Ainsi l'amaigrissement, l'affaiblissement et finalement la mort, voilà le résultat d'une alimentation insuffisante.

Mais qu'arrive-t-il si, au lieu d'être trop pauvre, la nourriture est trop riche, si elle nous donne plus d'azote, plus de charbon qu'il ne nous en faut ?

Il arrive que notre santé se détruit aussi, d'une façon aisée à comprendre. Ce charbon que nous mangeons en trop, que nous ne pouvons pas brûler, savez-vous ce qu'il devient? Il se change en graisse (ce qui ne vous étonnera pas, puisque vous savez que la graisse est du charbon presque pur ; c'est pour cela qu'elle brûle si bien), et, sous cette forme, il se dépose par-ci par-là dans notre corps, entre nos organes, sous notre peau. Nous *engraissons.*

Un peu de graisse, ce n'est pas un grand mal; au contraire, c'est un bien. Cette graisse, c'est du charbon économisé, mis en réserve, qui pourra servir les jours où la nourriture n'en renfermera pas suffisamment. C'est ainsi qu'un homme gras peut se passer plus longtemps qu'un autre de manger, parce qu'il brûle sa propre graisse ; il se chauffe, en quelque sorte, avec le charbon qu'il avait mis de côté.

Mais trop de graisse est un danger : elle presse, elle étouffe nos organes; elle les empêche de travailler et de vivre à leur aise, et elle devient ainsi la cause d'une foule de maladies. L'homme trop gras respire mal, digère mal, se meut difficilement, enfin sa vie est menacée.

Trop d'azote est encore plus dangereux. Cet excès d'azote, n'étant pas employé, fait comme l'excès de charbon : il s'accumule en certains endroits du corps. C'est lui qui se loge dans les articulations et détermine la *goutte*, cette maladie des gens riches. C'est lui qui forme dans la vessie ces *pierres* dures et volumineuses qui font souffrir et mourir tant de personnes.

Vous le voyez, ni trop, ni trop peu, voilà le secret de l'hygiène alimentaire. Nous devons manger, non pour notre *plaisir*, mais pour notre *besoin*, c'est-à-dire pour recouvrer tout juste ce que nous avons perdu.

Nous verrons, dans le prochain entretien, quelles sont les règles qui peuvent nous conduire à cette alimentation parfaite, c'est-à-dire suffisante et sobre à la fois.

PROVERBES ET PENSÉES

Rien de trop.

*
**

Il faut manger pour vivre, et non pas vivre pour manger.

*
* *

Mieux vaut aller au moulin qu'au médecin

*
* *

Apaise ta faim et non ta gourmandise.

CINQUIÈME ENTRETIEN

CE QU'IL FAUT MANGER

Nous disions, dans notre dernière causerie, qu'il faut régler notre nourriture de chaque jour de façon à y puiser, en moyenne, 250 grammes de charbon et 15 grammes d'azote. Mais comme nous ne mangeons pas du charbon pur, ni de l'azote pur, il s'agit de savoir quels aliments il faut prendre et en quelle quantité, pour arriver tout juste à ces chiffres.

A la rigueur, nous pourrions trouver tout cela d'un seul coup en ne mangeant que d'un seul aliment, car il y a des aliments qui renferment à la fois du charbon et de l'azote à peu près dans la proportion voulue. Chacun de ces aliments peut donc à lui seul suffire à notre vie. A cause de cela, on les appelle des **aliments complets**.

Il y en a un que vous connaissez bien, car il n'y a pas encore longtemps qu'il était votre seule nourriture. C'est le **lait**. Le lait renferme du sucre et du beurre, c'est-à-dire du charbon. Il renferme aussi de l'azote, sous la forme d'une substance blanche et compacte, qui vous est familière, puisque c'est elle qui fait le fromage. Ainsi nous pourrions vivre uniquement de lait, comme nous l'avons, du reste, tous fait dans les premiers mois de notre existence.

Un autre aliment complet, c'est l'œuf, car le jaune de l'œuf n'est que de la graisse, c'est-à-dire du charbon, et le blanc d'œuf est de l'azote presque pur. Il y a donc moyen de vivre en ne mangeant que des œufs.

Mais ne manger que du lait ou des œufs serait fastidieux à la longue. Cet aliment unique finirait par rebuter l'estomac. Aussi mangeons-nous ordinairement de plusieurs choses ; nous avons une alimentation *mixte*. Nous puisons le charbon dans des graisses et surtout dans des farines ; nous prenons l'azote dans la viande ou dans quelque autre substance qui en renferme. Le *pain* et la *viande*, voilà le type le plus ordinaire de l'alimentation mixte. Il nous faut donc rechercher combien nous devons manger de l'un et de l'autre pour retrouver les 250 grammes de charbon et les 15 grammes d'azote qui nous sont nécessaires.

Cela est facile à calculer. 800 grammes de pain renferment 240 grammes de charbon et 9 grammes d'azote. 200 grammes de viande contiennent 10 grammes de charbon et 6 grammes d'azote. En additionnant l'un avec l'autre, cela fait juste 250 grammes de charbon et 15 grammes d'azote. Ainsi, pour avoir exactement ce qu'il nous faut et point trop, il faut manger 800 grammes de pain et 200 grammes de viande.

Remarquez cependant qu'il est bien rare qu'un repas se compose uniquement de pain et de viande. Il y a toujours plusieurs autres choses. Par exemple, il y a souvent un peu de vin ; le vin renferme de l'alcool, c'est-à-dire du charbon ; par conséquent, si l'on boit du vin, on peut diminuer la quantité de pain. Il y a souvent aussi de la soupe de légumes. Or, les légumes renferment à la fois du charbon et de l'azote. La soupe permet donc de diminuer la quantité de pain et celle de la viande. Il en est de même si l'on prend du lait ou des œufs, qui sont, vous le savez, des aliments complets, renfermant à la fois le charbon et l'azote.

Mais enfin, à quelques grammes près, c'est à ces deux chiffres de 800 grammes de pain et de 200 grammes de viande que nous devons, *en temps ordinaire*, ramener notre ration quotidienne.

En temps ordinaire, disons-nous. En effet, vous le comprenez, ces chiffres ne sont qu'une moyenne, une sorte d'à-peu-près. Si vous demandiez à un chauffeur combien il faut de charbon par jour à sa locomotive, il vous répondrait : « Cela dépend ; c'est selon le chemin qu'elle fait, selon le nombre de wagons qu'elle remorque, enfin, *selon le travail*. Mais en moyenne, un jour dans l'autre, il lui en faut tant. »

Eh bien ! il en est exactement de même de la locomotive humaine. En moyenne, un jour dans l'autre, nous dépensons 250 grammes de charbon et 15 grammes d'azote en réalité. Mais *cela dépend de notre travail.*

L'homme riche et oisif, qui ne fait guère usage de ses bras ni de ses jambes, celui-là ne s'use guère ; il ne dépense pas comme le laboureur ou le forgeron, qui travaillent et s'usent du matin au soir. Aussi la ration de l'un ne doit pas être la même que la ration de l'autre.

L'homme qui ne travaille pas doit manger moins, ou manger des choses moins nourrissantes, plus légères. Autrement, il ne saura que faire de cet excès de charbon et d'azote qu'il ne peut consommer, et tôt ou tard il paiera cher sa gourmandise.

Au contraire, l'ouvrier, l'homme qui fait effort de ses

bras ou de ses jambes, celui-là doit manger davantage, ou des choses plus nourrissantes. Hélas ! trop souvent ce n'est pas l'envie qui lui manque : il est pauvre, et ce n'est pas sa faute s'il se nourrit mal. Oui, mais souvent aussi, sans être pauvre, il est seulement économe et il épargne sur sa nourriture. Détestable économie, qui finit par coûter terriblement cher, parce qu'elle mène à la maladie, au chômage, aux frais de médecins, de remèdes, parfois à la mort ! C'est comme si l'on s'avisait de donner moins de charbon à la locomotive quand elle doit justement fournir un plus grand travail.

Ainsi il faut proportionner la nourriture au travail. La nature, du reste, a pris soin de nous en avertir : quand on s'est bien fatigué à quelque ouvrage, on a plus d'appétit que lorsqu'on a passé le jour à ne rien faire.

Mais il faut aussi proportionner la nourriture à autre chose. Savez-vous à quoi ? Au temps qu'il fait, ou plutôt *à la chaleur et au froid*. Cela vous surprend. C'est pourtant bien simple, comme vous l'allez voir.

A quoi sert cette combustion, cette flamme qui s'allume en nous à la naissance et ne s'éteint qu'avec notre vie ? Elle sert, nous l'avons dit, à produire notre force, nos mouvements. Mais elle sert aussi à autre chose : à nous chauffer.

Nous avons absolument besoin, sous peine de mourir, d'être toujours chauds, quel que soit le froid du dehors. Si par malheur notre corps venait à se refroidir, le sang se glacerait dans nos veines, les mille ressorts de la machine s'arrêteraient subitement : ce serait la mort.

Ce foyer intérieur n'est donc pas seulement destiné à

nous mouvoir, comme celui de la locomotive : il est aussi destiné à nous échauffer constamment.

Dès lors, il est évident que ce foyer doit flamber plus ou moins fort, suivant le climat.

Au pôle, par exemple, dans les champs de glace, il faut que le poêle humain *tire* avec une extrême énergie pour lutter contre le froid mortel du dehors. Aussi, que font les Esquimaux, les Lapons et à leur exemple les navigateurs polaires? Ils bourrent leur poêle de charbon, ils boivent de l'huile de phoque, ils mangent du suif, enfin ils se nourrissent de substances très combustibles.

Tout au contraire, dans les pays chauds, vous verriez l'Arabe, l'Hindou se nourrir d'une poignée de riz arrosée d'eau claire. C'est que la chaleur de l'air les échauffe déjà bien assez : il n'ont pas besoin que la flamme de leur vie soit très ardente, et, en conséquence, ils ont grand soin de ne pas trop lui donner de combustible.

Vous le comprenez maintenant, la nourriture doit varier selon les climats.

Dans les pays froids, elle se composera de substances particulièrement riches en charbon, c'est-à-dire de graisses, d'huiles, de beurre, de lard, d'eau-de-vie.

Dans les pays chauds, au contraire, ces substances seraient dangereuses; on les évitera le plus possible, et l'on se nourrira surtout de végétaux, de céréales, de légumes, de fruits.

L'homme qui passe d'un climat à l'autre doit avoir grand soin de modifier ses habitudes, et de se conformer aux règles que nous venons d'établir. Des milliers d'Anglais meurent chaque année dans l'Inde pour avoir gardé dans ce pays torride la nourriture de l'Angleterre, et pour avoir continué à manger force viande, à boire force vin et eau-de-vie, au lieu d'adopter les sobres habitudes des indigènes. Le charbon inutile dont ils se bourrent, ne pouvant être consumé, encombre leurs organes, les fatigue, les détériore et amène ainsi des maladies mortelles.

Vous le voyez, enfants : nous ne dépendons pas seulement de nous-mêmes, mais aussi de tout ce qui nous entoure. L'homme n'est point le maître de disposer sa vie selon son caprice. La nature au sein de laquelle il habite l'oblige à se soumettre à elle, à régler ses actions selon qu'elle l'entend. A nous de bien comprendre les commandements de la nature, et ensuite de nous y conformer! Car elle châtie toute désobéissance, et ses châtiments sont terribles.

PROVERBES ET PENSÉES

Suis la nature.

* *
*

*Il commet un suicide, celui qui n'écoute pas
les commandements de la nature.*

* *
*

*Selon le vent, la voilure,
Selon le travail, la nourriture.*

* *
*

Les deux meilleurs médecins s'appellent Travail et Sobriété.

SIXIÈME ENTRETIEN

CE QUE NOUS MANGEONS

Dans nos dernières causeries nous avons vu, en gros, comment l'homme doit se nourrir. Nous avons étudié les grandes règles de l'alimentation.

Mais ces règles générales risqueraient de ne pas vous être fort utiles, si nous en restions là, si nous n'entrions pas dans le détail. Pour savoir les mettre en pratique dans notre vie de chaque jour, il faut que nous ayons quelques renseignements plus précis sur les principaux aliments dont se composent ordinairement nos repas. Examinons-les ensemble.

Du lait nous n'avons plus grand'chose à dire, puisque vous avez déjà vu que c'est un aliment complet, riche à la fois en charbon et en azote, et par conséquent infiniment précieux. Vous savez que, par le repos, les parties grasses du lait surnagent et s'amassent à la surface, pour former la *crème*. De la crème battue on fait le *beurre*, qui est par conséquent de la graisse presque pure. Le *fromage*, qui est du lait coagulé, est un aliment très nourrissant, mais un peu lourd pour les estomacs délicats. Il est moins lourd quand il est frais et doux que lorsqu'il est vieux et fort.

Les œufs, nous l'avons dit dans notre dernier entretien, sont, comme le lait, un aliment complet. Ce que vous ignorez peut-être, c'est que moins un œuf est cuit, plus il est de facile digestion, en sorte que l'œuf cru est la nourriture à la fois la plus fortifiante et la plus légère. Il faut donc avoir grand soin de ne pas trop cuire les œufs, de façon que le blanc reste mou et presque liquide.

Quant à la **viande**, vous savez déjà qu'elle est par excellence l'aliment azoté, c'est-à-dire réparateur. Quand la viande est jeune, comme celle du *veau*, de l'*agneau*, elle nourrit moins que celle de l'animal déjà fait, *bœuf*, *mouton*. Bouillie, elle perd presque tout son pouvoir nourrissant. Il faut donc autant que possible la manger rôtie ou grillée, et pas trop cuite.

Il faut faire une exception pour la *viande de porc*. Ne mangez jamais de cette viande sans qu'elle soit très bien cuite et surtout ne la mangez jamais crue. Savez-vous pourquoi ? A cause de certains *vers* qui s'y trouvent fréquemment et qui, une fois avalés par l'homme, peuvent s'introduire dans ses organes et le rendre malade. C'est ainsi que le *ver solitaire* n'est pas autre chose que le ver du porc *ladre* qui est venu se fixer dans nos intestins. Le ver solitaire n'est pas une maladie très grave. Mais il y a d'autres de ces vers du porc qui, introduits dans l'estomac de l'homme, se glissent dans sa chair et le dévorent tout vivant. Ne mangez donc jamais de cette viande sans avoir eu soin de la bien faire cuire, afin de tuer les dangereuses bêtes qu'elle peut renfermer.

Parlons maintenant du **bouillon**, de ce bon bouillon de viande qui est le privilège des riches, que le pauvre ne goûte que les jours de grandes fêtes ou lorsqu'il est malade. Eh bien ! je vais vous surprendre beaucoup en vous disant que ce bouillon tant vanté ne vaut pas l'argent qu'il coûte : il n'est presque pas nourrissant. Un litre de bouillon nourrit moins qu'une bouchée de viande ! Rappelez-vous cela, et plus tard, s'il vous arrive d'avoir à soigner des malades, ne vous fiez pas trop au bouillon pour les nourrir, ou bien rendez-le plus fortifiant en y délayant un œuf cru.

Tous ces aliments nous sont fournis par les animaux.

Voyons maintenant ceux que nous donnent les plantes, c'est-à-dire les aliments végétaux.

Le meilleur, le plus précieux de ceux-là, vous le connaissez, c'est celui que nous donne le blé : c'est le **pain**. Vous avez vu précédemment que le pain est surtout riche en charbon. Mais il y a un moyen de le rendre en outre riche en azote : c'est de ne pas bluter trop finement la *farine*, d'y laisser un peu de *son*, car le son renferme une forte quantité d'azote. De telle sorte, vous le voyez, que le pain du pauvre, le pain noir ou gris, est bien plus nourrissant que le beau pain blanc, le pain de luxe. Un bon pain doit être plutôt gris que blanc, très bien levé, présenter des *œils* nombreux, une mie élastique, une croûte ferme et cassante.

Le **blé**, qui fournit le pain, est la plus nourrissante des *céréales*. Après le blé vient le **seigle**, après le seigle l'**orge**, puis en dernier lieu le **maïs** et le **riz**, qui sont les plus pauvres.

Après les céréales, les plantes qui figurent le plus souvent sur l'humble table de l'ouvrier et du paysan, ce sont les *légumes*. Tous les légumes ne sont pas également sains et nourrissants, tant s'en faut. Le plus pauvre de tous est cependant peut-être le plus employé : c'est la **pomme de terre**. Songez qu'*un kilo-*

gramme de pommes de terre est moins nourrissant que *vingt grammes* de viande ! Ce qui la rend infiniment précieuse, c'est qu'elle se cultive aisément et à bon marché.

Savez-vous quel est le meilleur, le plus fortifiant des légumes ? C'est le **haricot**. Il renferme tant d'azote qu'il pourrait presque remplacer la viande : il a même sur elle l'avantage d'être très riche en charbon. Le seul inconvénient qu'il présente est la *peau* qui enveloppe le grain ; elle est indigeste et lourde. Cet inconvénient disparaît si l'on a soin de réduire les grains en purée et de *passer* cette purée de façon que les peaux restent dans la passoire. Ainsi préparé, le haricot est un aliment excellent : c'est la viande du pauvre. Les **fèves**, les **lentilles** sont bien loin de l'égaler.

Les **fruits**, quand ils sont mûrs, sont aisés à digérer et bons pour la santé, à cause du sucre qu'ils renferment. Les petits enfants les préfèrent verts, n'est-ce pas ? Eh bien ! ils ont grand tort. Le fruit vert n'a point de sucre ; en revanche, il contient un acide qui attaque l'estomac et les intestins et peut provoquer des maladies graves.

Les végétaux crus, tels que la **salade**, sont rafraîchissants, mais indigestes. Lorsqu'on a l'estomac un peu délicat, il vaut mieux s'abstenir.

Nous ne mangeons presque jamais les aliments sans les assaisonner, c'est-à-dire sans y mêler certaines substances de haut goût qui les relèvent et les rendent plus appétissants.

La principale de ces substances est le **sel**. Le sel est tout à fait nécessaire à notre santé, parce qu'il fait partie de notre propre corps : un kilogramme de notre sang en renferme cinq grammes. Un homme a besoin d'en consommer environ vingt à trente grammes par jour.

Le **sucre** est aussi un condiment. Vous savez qu'il se compose de charbon presque pur : il est donc très nourrissant. Mais si l'on en prend trop, il affadit l'estomac : avis aux petits garçons qui aiment les sucreries !

Un autre condiment très usité est le **vinaigre**. Pris en très petite quantité et point trop souvent, il excite légèrement l'estomac et rend la digestion aisée. Il dissout la trame des végétaux : c'est pourquoi on l'associe à la salade. Mais l'abus du vinaigre est dangereux : il attaque le sang et l'appauvrit, sans compter qu'il irrite l'estomac.

Quant au **poivre**, au **piment**, au **girofle,** ce sont d'agréables assaisonnements et qui ne font point de mal si l'on n'en abuse pas. Mais il faut en user très discrètement, autrement ils finissent par rendre l'estomac paresseux et malade.

Voilà, mes enfants, quelques renseignements utiles sur les principales choses qui se *mangent.*

La prochaine fois, nous nous occuperons de ce qui se *boit.*

PROVERBES ET PENSÉES

Sauces, sucreries et plats fins
Ne profitent qu'au médecin.

*
* *

Il ne faut pas avoir la bouche plus grande que l'estomac.

SEPTIÈME ENTRETIEN

CE QUE NOUS BUVONS
LE TABAC

De toutes les boissons, celle qui doit nous occuper la première c'est l'eau.

L'eau, mes enfants, est peut-être l'aliment le plus indispensable à l'être vivant, parce que c'est celui qui entre pour la plus grosse part dans la composition de son corps. L'eau forme les trois quarts de notre poids, les trois quarts de nous-mêmes. Supposez que l'un de nous pèse quarante kilogrammes : eh bien! dans ce poids il y a trente kilogrammes, ou, si vous aimez mieux, trente litres d'eau. C'est pour cela que notre chair est molle, élastique. Sans eau, elle serait sèche et dure, et ne pourrait vivre.

Cette eau qui est en nous, s'échappe sans cesse hors de nous de plusieurs façons : par exemple sous forme de sueur, sous forme d'urine, ou bien encore sous forme de vapeur d'eau ; quand vous soufflez, en hiver, sur une vitre froide, cette buée qui ternit la vitre, c'est l'eau de votre corps qui s'évapore par la respiration et qui vient se déposer sur le verre. De toutes ces façons, nous en perdons en moyenne un litre et demi par jour (il est bien entendu que ce n'est là qu'une moyenne : l'ouvrier qui, en été, sous le soleil ardent, ruisselle de sueur, en perd le double ou le triple). C'est donc en moyenne **un litre et demi d'eau** qu'il faut boire par jour. Mais remarquez qu'il y en a déjà dans une foule de nos aliments, dans le lait, dans le bouillon, dans le vin, etc.; cela diminue d'autant la ration d'eau pure qu'il faut prendre.

Il faut avoir grand soin de ne pas boire plus d'eau que nous n'en perdons. Si l'on en prend en excès, l'organisme ne sait qu'en faire et s'en débarrasse par les intestins, sous forme de violentes diarrhées.

Rien n'est plus dangereux que de boire une grande quantité d'eau froide quand le corps est en sueur : cette masse de liquide, introduite subitement dans l'estomac, le glace, le bouleverse, supprime la sueur et peut causer de graves maladies, et même parfois une mort soudaine. N'oubliez jamais cela, enfants, et l'été, quand vous êtes tentés de vous désaltérer à quelque source fraîche et limpide, faites-le avec modération, lentement et par petites gorgées.

Toutes les eaux ne sont pas également bonnes à boire. Pour qu'une eau soit **potable,** il faut d'abord qu'elle soit propre et limpide. Si elle ne l'est pas, il faut la **filtrer.** Rien de plus aisé que de fabriquer soi-même un excellent filtre à peu de frais : on dispose au fond d'un tonneau, ou d'un baril, quatre couches alternatives de gravier fin et de charbon concassé. On verse dans ce vase l'eau malpropre : elle filtre à travers le charbon et le gravier et s'y purifie; un robinet placé à la partie inférieure du tonnelet la laisse couler bonne à boire.

Certaines eaux, l'eau de pluie en particulier, renferment une trop grande quantité de *sulfate de chaux,* ce qui les rend lourdes et indigestes. On reconnaît ces eaux, appelées **séléniteuses**, à ce qu'elles cuisent mal les légumes et ont peine à dissoudre le savon. Si on est forcé d'en boire, on fera bien d'y ajouter une pincée de carbonate de soude, qui corrigera tant bien que mal ce défaut. Il va sans dire que l'eau stagnante, l'eau des mares et des marais, est malsaine et ne doit pas être bue.

Dans les grandes chaleurs de l'été, on se trouve très bien de couper l'eau d'une petite quantité de café, de thé ou de rhum : on la rend ainsi à la fois saine et très désaltérante.

L'eau, vous le savez, est la boisson naturelle par excellence. Les animaux n'en connaissent point d'autre. Seul, l'homme en a inventé d'autres, dont il use journellement; ce sont les **boissons fermentées**, *vin*, *bière*, *eau-de-vie*, *liqueurs* de tout genre.

Il n'est pas bien sûr que ce soit là une bonne invention, ni que l'homme y ait gagné grand'chose. Peut-être aurait-il mieux fait d'imiter le reste des animaux et de s'en tenir à la pure et belle boisson du bon Dieu. Mais enfin la chose est faite depuis tant de siècles, l'habitude est maintenant si bien prise, qu'il ne faut pas songer à revenir là-dessus et renoncer à *l'usage* des liquides fermentés. C'est seulement *l'abus* de ces liquides qu'il faut redouter, comme vous l'allez voir.

Le principe commun à toutes ces boissons, ce qui leur donne à toutes leur qualité spéciale, vous le connaissez déjà, c'est **l'alcool**. C'est lui qui fait la force du vin, de la bière, du rhum, etc.

L'alcool est extrêmement riche en charbon. C'est pour cela qu'il brûle si vivement, avec cette belle flamme bleue que vous avez peut-être admirée si vous avez vu faire du punch. Il brûle de la même façon au dedans de nous une fois que nous l'avons avalé; et par conséquent, *à petites doses*, il peut être utile quand la flamme de notre vie a besoin d'être ranimée et activée. Ainsi dans certains cas de maladie, de faiblesse, de grandes fatigues, un peu d'alcool fait du bien : c'est comme si l'on versait un seau de charbon sur un feu languissant. Encore faut-il avoir grand soin d'en cesser l'usage dès qu'il n'est plus nécessaire; sans cela on ne ferait qu'exciter inutilement la combustion et consumer en pure perte la substance du corps.

Mais si l'alcool pris en très petite quantité est quelquefois bienfaisant, au contraire, il devient dangereux, il devient meurtrier, dès qu'on en abuse.

A haute dose, en effet, l'**alcool est un poison violent**. Il provoque, chez le malheureux qui l'a ainsi absorbé, un véritable empoisonnement, que vous connaissez sous le nom d'**ivresse**.

Mes enfants, c'est un hideux spectacle que celui d'un homme ivre! Son visage, ce noble visage humain où Dieu avait mis, comme sa propre marque, le reflet de l'intelligence, le voilà devenu hagard, stupide, plus bestial que la face d'un animal. Le regard est fixe, hébété. Tout le corps est agité de soubresauts; les jambes flageolent, les mains tremblent, la langue s'embarrasse. L'intelligence est en proie au délire : des idées folles ou stupides, quelquefois féroces, se succèdent dans cette pauvre tête brûlée par l'alcool. Bientôt tout ce désordre s'apaise, s'éteint peu à peu : une torpeur lourde, une stupeur profonde, s'empare de l'ivrogne, qui roule à terre, privé de sentiment. Il reste ainsi de longues heures, *cuvant son vin*, comme on dit, jusqu'à ce qu'enfin il s'éveille de cet affreux sommeil, tout brisé, la tête et les membres également épuisés.

Enfants, ce n'est pas seulement le souci de notre santé, de notre vie, qui doit nous inspirer pour l'ivresse une horreur invincible : c'est surtout le sentiment de notre propre dignité, de notre devoir envers nous-mêmes. Dieu a mis en nous une étincelle de son propre esprit; il nous a donné une âme, faite de sentiment et de raison. Quand nous consentons à souiller cette âme, à l'anéantir pour quelques heures, nous perdons notre rang d'hommes, nous descendons au niveau de la brute, et même plus bas que la brute, car notre chute, notre avilissement, est volontaire. Apprenez donc, dès à présent, à détester ce vice honteux, qui détruit à la fois le corps et l'âme.

Quand l'ivresse est devenue une habitude et se répète tous les jours, l'empoisonnement se manifeste par de terribles signes. L'ivrogne perd la mémoire, puis la raison; il est en proie à des accès de folie furieuse. De hideuses visions le torturent : il croit voir autour de lui d'immondes ennemis, des rats, des scorpions, des araignées. Peu à peu ces crises terribles se rapprochent, deviennent continues, des convulsions secouent le malheureux et une mort cruelle met fin à ses souffrances.

Trop souvent, l'ivrognerie est la fille de la misère. Le pauvre, mal nourri, affaibli, commence d'abord à boire pour se donner un peu de force et pouvoir travailler. Mais bientôt il boit non plus par besoin, mais par plaisir, pour oublier ses fatigues, ses misères. Souvenez-vous, enfants, que le meilleur moyen d'empêcher un homme de tomber dans cette passion funeste, c'est de le mettre à même de gagner sa vie, de se procurer une meilleure nourriture. Il y aurait bien moins d'ivrognes s'il y avait moins de pauvres.

Ce que nous venons de dire de l'alcool, principe commun à toutes les boissons fermentées, est vrai de chacune de ces boissons en particulier. Cependant il y a entre elles certaines différences qui font qu'il nous faut examiner séparément quelques-unes des principales.

La principale de toutes, c'est le **vin**.

C'est une bonne chose que le vin, surtout quand il n'est plus trop jeune et qu'il provient d'un raisin bien mûr. Un peu de bon vin relève les forces, « donne du cœur ». Mais *un peu* suffit.

— Qu'appelez-vous *un peu*, me demanderez-vous?

— La réponse est aisée : **un verre, un verre et demi par jour**, voilà qui est tout à fait assez.

La plupart de ceux qui boivent du vin dépassent de beaucoup cette limite ; mais soyez persuadés qu'ils finissent par payer cher leur intempérance. Les gens qui « boivent sec » sont des imprudents qui mettent un sot amour-propre à *supporter le vin* : c'est leur estomac qui paie pour eux. Il s'irrite, s'enflamme ; il témoigne d'abord sa souffrance par ces vomissements matinaux qu'on appelle la *pituite;* si on ne tient pas compte de cet avertissement, l'inflammation s'aggrave et devient mortelle.

Dans beaucoup de pays, le vin est presque inconnu, et à l'exception des gens riches, la **bière** est la boisson ordinaire. Ce n'est point une mauvaise chose que la bière : elle est nourrissante et son amertume la rend tonique. Mais elle est bien plus indigeste que le vin, et pour peu que l'on en fasse abus, elle fatigue beaucoup l'estomac.

Le **cidre** bien fait, bien conservé, est une boisson très salutaire, très agréable. Mais il s'altère aisément, pour peu qu'il reste en vidange et qu'il soit mal soigné, et, une fois aigri, il crispe l'estomac et donne de violentes coliques.

Quant aux liqueurs fortes, *eaux-de-vie*, *rhum*, *kirsch*, *vermouth*, *absinthe*, *genièvre*, *chartreuse*, etc., l'hygiène n'hésite pas à les condamner formellement. Ces alcools presque purs sont trop dangereux pour qu'il soit prudent de se les permettre. Ils ne peuvent être utiles que dans d'autres pays que le nôtre, dans les contrées froides, où il faut bourrer de charbon le poêle humain. Quelquefois aussi, en cas de maladie, d'affaiblissement, ils peuvent être précieux à titre de cordial, pour relever les forces. Mais que les personnes bien portantes les redoutent ! N'oubliez pas, enfants, combien il est aisé de se laisser aller peu à peu à la passion de l'eau-de-vie. On prend d'abord un petit verre par complaisance, pour faire comme les autres, pour leur tenir compagnie; on y revient, on y prend goût, et avant que l'on ait eu le temps d'y songer, on est sur le seuil de cette honte : l'ivrognerie. Ne prenez jamais le premier petit verre, c'est le plus sûr moyen de ne pas prendre le second.

Puisque nous sommes sur ce sujet, disons quelques mots d'une triste habitude, qui va bien souvent de compagnie avec celle des liqueurs : l'habitude de **fumer du tabac.**

S'il y a au monde une chose stupide et ridicule, c'est bien celle-ci : transformer notre bouche et nos poumons en tuyaux de poêle et y faire circuler la fumée âcre et irritante du tabac !

— Oui, pensez-vous, c'est vraiment bizarre et sot; mais enfin, tout le monde le fait, et, après tout, on s'y habitue vite; cela ne peut faire grand mal.

Détrompez-vous, mes enfants. Le tabac n'est point du tout une drogue innocente. Il renferme **un poison violent,** la nicotine, dont une **seule goutte,** quand elle est pure, **suffit pour tuer !** Les médecins savent très bien que beaucoup de maladies de poitrine et de maladies de cœur sont causées et aggravées par le tabac, et que l'une des plus effroyables maladies, le *cancer de la bouche,* est très souvent due à l'usage de cette plante dangereuse.

Et si l'habitude de fumer est malsaine aux grandes personnes, elle est meurtrière aux jeunes gens et aux enfants, dont elle épuise la poitrine. Quand vous voyez un petit garçon de votre âge se pavaner le cigare ou la cigarette aux lèvres, loin de l'envier, plaignez-le. Plaignez ce petit malheureux qui met un stupide amour-propre à ruiner sa santé.

Rappelez-vous aussi, enfants, que le tabac, comme l'eau-de-vie, épuise la bourse en même temps que les forces.

Un sou de tabac, un sou d'eau-de-vie par jour, cela ne semble rien : au bout de l'année cela fait **trente-six francs,** la rente de **sept cents francs.**

Payer ce prix pour se rendre malade, n'est-ce point une folie?

PROVERBES ET PENSÉES

Un vice coûte plus cher à nourrir que deux enfants.

*
* *

Eau-de-vie, eau de mort.

*
* *

Qui a bu, boira.

HUITIÈME ENTRETIEN

LA MAISON

Nous avons appris combien il est indispensable, pour se bien porter, de respirer un air toujours pur. Mais ce que nous n'avons pas dit encore, c'est que la qualité de l'air qu'on respire dépend en grande partie de la maison qu'on habite.

Si cette maison est étroite ou humide, ou infectée de mauvaise odeur, l'atmosphère intérieure sera chargée d'acide carbonique ou de vapeur d'eau, ou de miasmes, ou de toutes ces choses à la fois.

Une maison peut donc être saine ou malsaine, selon qu'elle est bien ou mal disposée.

L'hygiène va nous dire comment il faut disposer la maison pour qu'elle soit saine, pour qu'on puisse l'habiter sans danger.

La première condition d'une maison salubre, c'est qu'elle soit bâtie sur un sol bien sec. En effet, une maison construite sur un terrain humide est humide à son tour, l'humidité s'infiltre et remonte à travers les murs comme l'eau monte dans un morceau de sucre, ou comme l'huile imbibe la mèche d'une lampe, en sorte que ceux qui l'habitent vivent dans un invisible marécage.

Quels sont les sols secs? Ce sont les terrains *sablonneux* ou *crayeux*, ou encore les sols *rocheux*. Voilà ceux que l'on recherchera pour y construire la maison.

Au contraire, il faudra redouter les *marnes*, les terres *argileuses*, qui gardent l'eau de pluie. Ce sont des terres perfides, de vraies terres à maladie, car cette eau qu'elles gardent, au premier coup de soleil elles la rendent à l'air sous forme de germes de fièvre et d'épidémies de tous genres.

— Mais, direz-vous, on ne peut pourtant pas toujours choisir son terrain. Que faire si l'on est obligé de construire sur un sol humide?

Une chose bien simple : *l'assainir en le drainant*, c'est-à-dire y pratiquer des canaux, des rigoles en pentes qui le dessécheront en permettant à l'eau de s'échapper. Et puis l'on aura grand soin de ne pas mettre le rez-de-chaussée de la maison en contact avec ce sol suspect. On l'élèvera de quelques mètres, de façon qu'entre la terre et les habitants il y ait une couche d'air. Si l'on peut pratiquer une vaste cave, cela vaudra mieux encore.

L'exposition de la maison est aussi à considérer. On ne tournera pas la façade du côté où le vent souffle le plus ordinairement. Si l'on habite un climat froid, on l'exposera au sud; si l'on habite un pays chaud, on le tournera vers le nord. Dans notre climat tempéré, les deux bonnes expositions sont le **sud-est** et le **nord-est**.

Certains **voisinages** sont très malsains et doivent être évités. Ainsi les mares, les flaques d'eau croupissante, marécageuse, sont détestables : ce sont de vraies fabriques de fièvres.

Savez-vous un voisinage plus détestable encore ?

C'est le fumier. Beaucoup d'entre vous sont nés dans une ferme, seront fermiers un jour : qu'ils apprennent donc que ces grands tas de fumier élevés dans les basses-cours et laissant échapper de tous côtés leur jus infect, leur *purin*, sont une menace perpétuelle, un danger constant, pour la santé des habitants de la ferme. Ils vicient, ils corrompent l'air : la mauvaise odeur qu'ils répandent est un signe révélateur des miasmes meurtriers qui en émanent et souillent l'atmosphère.

D'ailleurs, sachez que le fumier ainsi disposé et abandonné à l'air *s'évente* : il perd la plus grande partie de son pouvoir fécondant. La bonne agriculture est donc ici d'accord avec l'hygiène pour exiger que les tas de fumier soient disposés sous un hangar, ou tout au moins soient recouverts de chaume, de façon que la pluie ne les lave pas et que leurs sucs ne coulent pas à terre. L'agriculture et l'hygiène demandent aussi qu'au-dessous de ces tas on dispose une *fosse à purin* bien cimentée, où le purin se conservera intact jusqu'au moment de le puiser et de le répandre sur les champs ou sur les prés.

Et au lieu de construire ces tas de fumier dans la basse-cour, on fera bien de les disposer un peu loin de la maison, du côté opposé au vent régnant. Au lieu de salir la basse-cour, on tâchera de la tenir bien nette, car de là dépend en grande partie la propreté de l'air que respireront les habitants de la ferme.

Il va sans dire qu'une fois la maison bâtie, on attendra, pour s'y installer, qu'elle soit **parfaitement sèche**. Trois mois de plein été, de chaleur et de lumière, sont nécessaires pour cela. S'y loger plus tôt, avant que les murs soient secs, *essuyer les plâtres*, comme l'on dit, est de la plus grande imprudence : ce séjour dans une atmosphère saturée d'humidité expose aux rhumatismes, aux maladies de la gorge et à celles de la poitrine.

Quelle que soit la maison, petite ou grande, modeste ou riche, **il faut qu'elle ait de grandes et larges fenêtres**, afin que la lumière, le gai soleil, l'air pur, y entrent à flots. La lumière, l'air, c'est le seul luxe que puisse se donner la plus humble chaumière : mais ce luxe, à lui tout seul, vaut mieux que bien d'autres, puisqu'il entretient la santé et la vie. Là où la lumière n'entre pas, le médecin entre. Les petites fleurs, les herbes des champs, les plantes de toute espèce, ne poussent point à l'ombre; il leur faut le soleil pour croître et fleurir. Eh bien ! la plante humaine aussi a besoin de soleil ; dans l'ombre, dans le noir, elle s'attriste, se flétrit et dépérit.

Ces larges fenêtres, on doit les ouvrir souvent. Celles des chambres à coucher doivent rester ouvertes tout le jour, afin que l'air renfermé et vicié de la nuit précédente s'échappe et soit remplacé par de l'air pur. Il faut que la maison s'aère, qu'elle respire régulièrement, si les habitants veulent respirer eux-mêmes une saine atmosphère.

C'est une excellente chose que de **peindre à l'huile les murailles** des chambres. En effet, cela permet de les laver largement, à grande eau, une fois par an.

Ce lavage n'est pas seulement affaire de propreté. Il devient très nécessaire quand la chambre a été occupée par un malade et qu'elle s'est imprégnée de germes contagieux. La chambre d'une personne atteinte de petite vérole, de fièvre typhoïde, devra être ainsi **désinfectée** avant d'être occupée par une personne saine : dans ce cas, on mêlera à l'eau du lavage un litre environ d'une solution d'*acide phénique* que l'on ira prendre chez le pharmacien. C'est le seul moyen d'empêcher que les miasmes funestes, conservés dans les murs et les boiseries, fassent de nouvelles victimes.

Il y a un endroit de la maison, une pièce spéciale, que l'hygiène surveille avec un soin extrême et dont il nous faut dire quelques mots : les **latrines**.

En tout temps, les matières qui remplissent la fosse d'aisance sont malsaines, car le fumier humain n'est pas moins impur et dangereux que l'autre. Mais lorsque dans la maison il y a quelque malade, ces matières deviennent, non plus seulement malsaines, mais meurtrières. Car sachez que les germes de beaucoup de maladies contagieuses se trouvent justement dans les selles du malade.

Je veux vous citer de cela un exemple terrible. Au mois d'octobre 1882, la fille d'un fermier qui habite à à six kilomètres du chef-lieu d'un de nos départements de l'Est, tomba malade de la fièvre typhoïde. Le père, au lieu d'enfouir profondément les dangereuses déjections de la petite malade, se borna à les jeter sur le sol de sa basse-cour. Ce sol, sablonneux, était très perméable, en sorte que les matières filtrèrent au travers et allèrent infecter, à quelques mètres de profondeur, une source souterraine. Or c'est justement l'eau de cette source qui, captée et dirigée par des canaux, servait à alimenter toute une moitié de la ville. Qu'arriva-t-il ? Les germes de la terrible maladie furent transportés par l'eau jusqu'à la ville, et se répandirent avec elle dans les maisons : une épidémie de fièvre typhoïde éclata, un millier de personnes furent frappées et **une centaine succombèrent.**

N'oubliez jamais cette histoire, qui vous montre les effroyables résultats d'une négligence en apparence bien pardonnable, et rappelez-vous que les déjections d'un malade doivent toujours être désinfectées avec un peu *d'acide phénique* avant d'être jetées dans la fosse ou enterrées dans les champs.

. Vous le voyez, la fosse d'aisance d'une maison est une sorte de boîte à malice qui renferme des maladies prêtes à s'échapper.

Il est donc indispensable de fermer solidement cette boîte.

En d'autres termes, il faut disposer les latrines de façon que l'ouverture soit bien bouchée, à l'aide d'un bon couvercle de bois épais, ou mieux encore à l'aide d'une cuvette à obturateur, qui s'achète toute faite. Et il faudra aérer souvent les cabinets d'aisance, les laver à grande eau, **et surtout les tenir très propres.**

La fosse où se rendent les matières doit être exactement cimentée, et il faut la vider périodiquement. Une installation à la fois commode et économique consiste à mettre dans cette fosse un baquet ou un demi-tonneau muni d'anses : quand ce tonneau est plein, on va le vider sur les champs, loin de la maison.

Lorsqu'il y aura dans la maison un malade atteint de quelque mal contagieux, **on jettera chaque jour dans** les latrines **une petite quantité d'acide phénique,** afin de tuer les germes de contagion.

Voilà, mes enfants, les principales conditions qui font une maison saine. Vous le voyez, elles sont simples et peu difficiles. Il n'est pas besoin d'être riche pour s'y conformer. Le plus pauvre, avec un peu d'adresse, *peut* les mettre en pratique, et par conséquent il le *doit.* C'est sa santé, c'est sa vie, c'est la vie de sa famille qui en dépendent. Souvent même, comme vous l'a prouvé la tragique histoire que je viens de vous dire, c'est la vie de milliers d'hommes qui dépend de ce que fait une seule personne. Car, enfants, nul ne peut, en ce monde, s'isoler de ses semblables et dire : Chacun pour soi. Non, il faut plutôt dire : **Chacun pour tous et tous pour chacun.** Celui qui conserve sa santé, conserve en même temps celle de ses semblables. Celui qui la néglige, qui viole les lois de la nature, qui mène sa vie au hasard, celui-là est une menace perpétuelle, un danger vivant pour tous les hommes, ses frères.

PROVERBES ET PENSÉES

Chacun pour tous et tous pour chacun.

*
* *

Faute d'un clou, le cheval perd son fer. Faute d'un fer, le cavalier perd son cheval. Faute d'un cheval, le cavalier se perd.

*
* *

Petite souche renverse grand chariot.

NEUVIÈME ENTRETIEN

Vous savez, mes enfants, quel prix nous attachons à votre propreté. Nous ne vous admettons pas en classe avant d'avoir examiné vos visages, vos oreilles, vos cous, vos mains. Nous exigeons que tout cela soit parfaitement lavé.

Pourquoi faut-il se laver avec tant de soin ?

— Pour être propre, pensez-vous.

A la bonne heure ! Mais pourquoi faut-il être propre?

Il faut être propre par respect pour soi-même et par respect pour les autres. Nous tous qui sommes ici, petits ou grands, pauvres ou riches, nous voulons être des gens bien élevés, de bonne compagnie ; pour cela, il est nécessaire que notre personne soit décente, agréable à voir, que notre corps soit propre, nos vêtements brossés et nettoyés. Nous avons beau n'être pas riches et porter d'humbles habits, nous n'en sommes pas moins dignes de respect, puisque nous nous respectons nous-mêmes, et nous pouvons nous montrer aux regards de tous sans embarras et sans honte.

Ainsi, il faut être propre par décence et par respect de nous-mêmes. Mais ce n'est pas tout :

Il faut être propre pour se bien porter.

Cela vous étonne. Vous ne pensiez pas que la propreté eût rien à faire avec la santé. Hélas ! ce ne sont pas seulement les petits enfants comme vous qui ignorent le prix de la propreté. Des milliers de grandes personnes n'en savent pas plus que vous et vivent dans la saleté sans se douter qu'elles s'exposent ainsi à de cruelles maladies.

Mes enfants, la première condition pour se bien porter est que la peau de tout le corps soit toujours parfaitement propre. Si vous voulez bien réfléchir à tout le travail que la peau doit faire, au rôle qu'elle joue dans notre vie, vous ne serez pas longs à me comprendre.

A quoi sert la peau? — Nous avons déjà parlé de cela, il y a quelque temps, mais il n'y a pas de mal à y revenir, pour vous rafraîchir la mémoire.

Et d'abord, **la peau sert à sentir.** C'est avec la peau que nous sentons le contact des objets, tout le monde sait cela. Elle est donc l'*organe du tact.* Il y a, sous la peau, un merveilleux réseau de nerfs, fins et menus comme des cheveux. Ce sont ces nerfs qui *sentent* et qui vont ensuite porter ces sensations jusqu'à la tête, jusqu'à cette cervelle où habite notre intelligence. Tout ce qui rendra la peau malade rendra aussi malades ces millions de nerfs; tout ce qui la fortifiera l'excitera, la tonifiera, fera du bien à tous les nerfs de notre corps. De sorte que la santé de nos nerfs, y compris celle des nerfs de notre cervelle, dépend de la santé de notre peau.

A quoi sert-elle encore, la peau? — **Elle sert à respirer.** Nous avons déjà parlé de cela dans nos premiers entretiens; nous n'avons pas besoin d'y revenir. Vous vous rappelez que si la peau vient, par malheur, à cesser de respirer, l'animal meurt asphyxié. Un jour, en Italie, dans une fête, on avait imaginé de placer sur l'un des chars du cortége un jeune enfant tout doré ; on lui avait exactement collé sur tout le corps de minces feuilles de papier d'or. Le cortège venait à peine de se mettre en marche, quand on s'aperçut que le char ne portait qu'un cadavre : le papier avait empêché la peau de respirer et l'asphyxie avait foudroyé le pauvre petit. Ainsi donc, la respiration de la peau est indispensable à la vie ; si la saleté, si un enduit de crasse gêne cette respiration, voilà l'oxygène qui commence à manquer au foyer vital, voilà la santé détruite.

Est-ce tout ? Non. La peau a encore un troisième rôle, tout aussi important que les deux autres. **La peau transpire.** Quand nous suons, c'est la peau qui produit cette sueur, ou plutôt ce sont des millions de petites glandes microscopiques situées dans la trame même de notre peau.

Or, la transpiration, mes enfants, est un des ressorts les plus délicats, les plus merveilleux de toute la machine vivante. Vous allez en juger.

Vous savez ce que c'est qu'un *thermomètre*, et comment, avec cet instrument, on mesure les températures. Eh bien ! si l'on s'avisait de rechercher la température du corps de chacun de vous, en lui fourrant un thermomètre sous la langue, on trouverait que cette température est la même pour vous tous, que pour chacun de vous le thermomètre marque 37 degrés.

Ce n'est pas tout : si l'on fait cette expérience, non point ici, dans cette salle, où la température est douce et égale, mais au pôle nord, en plein hiver boréal, par des froids de — 40 ou — 50 degrés, on trouve toujours la même chaleur de 37 degrés ; si on la répète, non plus sur un Lapon, mais sur un Arabe, alors qu'au dehors un soleil de feu chauffe l'atmosphère à + 40 ou + 50 degrés, l'expérience donne le même résultat ; elle montre que la température du corps est partout invariable, qu'au pôle comme à l'équateur elle est toujours, chez l'homme bien portant, de 37 degrés.

— Quoi ! direz-vous. Il fait toujours aussi chaud au dedans de nous, quel que soit le froid ou la chaleur du dehors ?

Oui, mes enfants. Le poêle humain est si parfaitement réglé qu'il modifie son tirage et sa flamme selon les circonstances, de façon que la température de notre corps reste invariable. Et c'est fort heureux, car si cette température baissait, ce serait la mort. Et si elle venait à hausser, ce serait aussi la mort. Savez-vous comment se nomme l'augmentation de la chaleur du corps ? C'est la *fièvre*. Sur une personne qui a la fièvre, le thermomètre monte à 39, 40, 41, parfois 42 degrés. Si cette hausse persiste, la mort ne tarde pas à venir.

Pour que nous restions vivants et bien portants, il faut donc absolument que notre température ne bouge pas de ce chiffre : 37 degrés. Aussi la nature nous a-t-elle munis d'un appareil puissant qui lutte sans cesse contre l'ardente chaleur de notre foyer et la maintient à ce niveau.

Cet appareil, ce sont **les glandes de la peau, sueur** qui déversent sans relâche la sur la surface du corps ; car alors même que vous vous figurez ne pas suer, une insensible transpiration, une moiteur légère humecte votre peau et, en s'évaporant, la refroidit. Cette évaporation continue, produisant un refroidissement continu, voilà le mécanisme qui règle si admirablement notre température.

L'air extérieur est-il brûlant, ou bien l'exercice a-t-il activé la combustion, en sorte que le corps risque d'être chauffé, soit par dehors, soit par dedans, au delà de la limite voulue? Aussitôt, pour conjurer le danger, l'appareil de la sueur redouble d'activité, l'eau ruisselle sur notre corps, et, en s'évaporant, détruit l'excès de chaleur extérieure ou intérieure.

Au contraire, quand le temps est froid, la transpiration se réduit au minimum, afin de ne rien enlever au corps de la précieuse chaleur qui se produit en lui.

Et telle est, comme je vous le disais, l'admirable délicatesse, telle est la précision étonnante de l'action de la sueur, qu'elle parvient à ramener et à maintenir toujours notre température, quel que soit le climat, à ce niveau unique de 37 degrés.

Vous le voyez, ce troisième rôle de la peau n'est pas moins capital que les deux autres. Qu'elle vienne à le mal remplir, voilà la température du corps qui se dérègle, qui oscille dangereusement; voilà la vie en grand péril.

Or, pour que la peau accomplisse pleinement cette fonction indispensable, il faut que rien ne vienne gêner l'écoulement et l'évaporation de la sueur; il faut que la peau soit parfaitement propre, complètement débarrassée de ce vernis imperméable de crasse qui la recouvre au bout de quelques jours, si l'on n'y porte remède.

Le remède, c'est de laver fréquemment et avec soin la peau, de façon à la dépouiller de l'enduit de crasse au fur et à mesure qu'il se forme, et à la mettre à **nu,** en contact libre, direct, avec l'air du dehors.

Parlons d'abord de ce lavage matinal de la tête et des mains que l'on nomme la **toilette.**

Trop souvent, à votre âge, on n'y apporte pas assez de soin. En hiver surtout, il y a des enfants à qui l'eau froide fait peur et qui ne se lavent que du bout des doigts. Ce que vous venez d'apprendre de la fonction de la peau et de la nécessité de la tenir toujours perméable vous préservera, je l'espère, de tomber dans ces négligences.

Il faut, chaque matin, faire sa toilette à grande eau et avec de l'eau bien froide. On ne se bornera pas à débarbouiller le visage : on fera ruisseler l'eau abondamment sur le cou, dans les oreilles et même, si l'on n'est pas enrhumé, sur les bras et sur la poitrine. Ce large lavage devient très vite si agréable, on le sent si salutaire, si fortifiant, qu'au bout de quelques jours on ne peut plus s'en passer.

Deux fois par semaine, on doit se savonner et se laver avec soin la tête : c'est le bon moyen pour empêcher les cheveux de tomber et pour éviter de dégoûtantes maladies, comme les *poux* ou la *teigne.*

Un point qui est très important et que beaucoup d'entre vous négligent, c'est la **toilette des dents.** A l'aide d'une brosse douce, qui ne coûte que quelques sous, il faut vous brosser et vous laver les dents tous les matins, si vous tenez à les garder saines et fortes. Les vôtres sont encore si jeunes, si belles, qu'il vous semble qu'elles dureront toujours. Prenez garde ; avant long-temps, si vous ne les soignez pas, elles noirciront, se gâteront, et, après vous avoir fait souffrir le martyre, tomberont l'une après l'autre. Or, quand les dents ne sont plus là pour broyer les aliments, l'estomac ne tarde pas à tomber malade.

Quant aux mains, vous devez les laver et les savonner toutes les fois qu'elles sont sales, toutes les fois que vous avez fini de travailler ou de jouer. Prenez l'habitude de ne jamais manger, ou vous coucher, ou vous présenter devant vos parents et vos maîtres, sans avoir d'abord bien lavé vos mains. Un peu d'eau sur les mains, un coup de brosse sur vos habits et sur vos cheveux, et vous voilà « présentables ».

Mais ce n'est pas tout de vous laver la figure, le cou, les mains. C'est votre corps entier qu'il faut laver souvent. Vous tous qui êtes jeunes et bien portants, vous ne devez pas hésiter à vous laver au moins une fois par semaine tout le corps à l'eau froide. Un baquet, une grosse éponge, voilà tout ce qu'il faut pour ces lavages. Seulement, ayez grand soin de les faire *très rapidement*, de vous essuyer et de vous habiller bien vite pour ne pas vous refroidir. Le lavage froid ne doit pas durer plus d'une demi-minute. Il faut les faire aussi bien en hiver qu'en été, et si vous pouvez les répéter chaque matin, cela n'en vaudra que mieux : loin de vous rendre frileux, ils vous endurciront au froid, vous empêcheront de vous enrhumer et feront de vous de solides et vaillants enfants. Ne craignez point l'eau froide. Aimez-la plutôt, elle est notre meilleure amie : elle nous rend propres, robustes, courageux.

En été, vous ferez bien de prendre ces bains froids dans les rivières ou dans les ruisseaux : c'est là une fort bonne chose, parce que vous y apprendrez à nager. Rappelez-vous seulement que, pour faire du bien, le bain de rivière doit être court : il faut sortir de l'eau dès que vous commencez à avoir froid et à claquer des dents.

Rappelez-vous surtout ceci : **il ne faut jamais se baigner aussitôt après avoir mangé.** L'oubli de cette règle essentielle pourrait **vous coûter la vie.** Il faut laisser s'écouler au moins deux heures entre le repas et le moment de se mettre à l'eau.

En été, quand il y a de la poussière et que l'on transpire davantage, il faut se laver les pieds tous les jours. Prenez l'habitude, soit en vous levant, soit au moment de vous coucher, de plonger vos pieds dans un baquet d'eau froide et de les nettoyer rapidement.

N'oubliez pas que la santé de la peau ne va pas sans la **propreté des vêtements.** Il est inutile de se laver, de se nettoyer, de se brosser le corps, si on le met en contact toute la journée avec des habits imprégnés de sueur, de poussière, de crasse. De tels habits forment autour de la personne une atmosphère souillée, corrompue, pleine de miasmes dangereux.

Si humbles, si grossiers que soient vos habits, tenez-les toujours propres. Brossez-les ; lavez-les au besoin, pour épargner cette fatigue à vos mères.

En résumé, mes enfants, prenez soin de votre peau. Tenez-la fraîche, propre, bien vivante. Si vous ne le faites pas par décence, par honnêteté, faites-le du moins par intérêt : c'est votre santé, c'est votre vie qui en dépendent.

PROVERBES ET PENSÉES

Si tu tiens à ta peau, fais-la nette.

* *

Épée bien fourbie fait long service.

* *

L'eau froide fait le sang chaud.

* *

Rareté d'eau, abondance de maux.

* *

Il faut être propre pour soi d'abord et ensuite pour les autres.

DIXIÈME ENTRETIEN

On a beau être prudent et même être savant, on a beau connaître et pratiquer les règles de l'hygiène, on n'est pas pour cela à l'abri des **accidents**, d'une chute, d'une morsure de chien ou de serpent. d'une brûlure, etc.

Mais ce que l'hygiène peut faire pour nous, c'est de nous enseigner ce qu'il faut faire quand pareil malheur est arrivé, en attendant le médecin. Car ce sont là des choses qui ne se devinent point : il faut les apprendre. Et quand on les ignore, il arrive souvent qu'on s'y prend de travers et que, loin de bien faire, **on aggrave le mal,** on le rend dangereux, quelquefois on le rend mortel.

Que faut-il faire quand une **blessure** grave a frappé un homme et l'a couché à terre?

Il faut bien se garder de le remuer ou de le relever sans précautions, car, s'il a quelque membre cassé, un faux mouvement peut faire sortir au travers des chairs les fragments des os et rendre la fracture très dangereuse.

S'il a un bras ou une jambe cassée, on commencera par placer autour du membre rompu un petit appareil très simple, pour l'empêcher de se ployer et de se déchirer : trois ou quatre lattes, trois ou quatre planchettes plates appliquées le long du bras ou de la jambe

et bien serrées à l'aide de deux mouchoirs suffisent parfaitement.

Cela fait, on ira chercher une civière, un brancard,
ou, si l'on n'en trouve pas, une petite échelle couverte
d'un matelas. Il faut au moins trois personnes pour
relever un homme qui a la jambe brisée. La première
présente son cou au blessé, qui l'entoure de ses deux
bras, et elle le saisit à son tour à bras-le-corps. La seconde place ses deux mains à plat sous le dos et les
fesses, pour soulever le tronc. Enfin la troisième porte
avec précaution le membre fracturé. Ces trois personnes doivent agir toutes ensemble à un signal donné,
soulever le malade et le déposer doucement sur la
civière.

Puisque nous parlons de membres blessés, laissez-
moi vous dire combien il est stupide et dangereux en
pareil cas d'envoyer chercher **un rebouteur** ou un **sor-
cier** : *c'est faire acte d'ignorant et s'exposer à un danger
très grave.* Quand un homme est tombé et ne peut plus
se servir de sa jambe ou de son bras, il n'y a qu'un
médecin qui puisse dire si l'os est brisé ou si c'est une
simple **foulure.** Le rebouteur, qui n'a pas fait d'études,
qui ne sait seulement pas comment est fait le dedans
d'un membre, n'y connaît rien. Si c'est une fracture, il
ne s'en doute pas, il la *masse* tout de même ; sous sa
main brutale les fragments d'os s'enfoncent dans les
chairs, les déchirent, et cette fracture, qu'un médecin
aurait guérie en un mois, devient un mal affreux, qui
bien souvent *nécessite l'amputation !* Vous qui n'êtes
pas des ignorants, qui savez qu'on ne fait bien que ce
que l'on a appris à faire, vous ne commettrez jamais

cette folie de confier votre vie aux mains d'un charlatan qui n'a qu'une seule science, celle de vous escroquer une pièce blanche.

Que faut-il faire pour essayer de rappeler **un noyé** à la vie? D'abord, il faut bien savoir que si, la plupart du temps, un homme tombé à l'eau est mort au bout de vingt minutes, il y a des cas ou un noyé vit encore et peut être ranimé après avoir passé **une heure** sous l'eau.

Jamais on ne suspendra le noyé la tête en bas : ce serait le vrai moyen de le tuer. On le couchera à terre ou sur un lit, la tête un peu élevée. Puis on se mettra en devoir de pratiquer la **respiration artificielle,** c'est-à-dire de faire respirer par force ce malheureux qui ne respire plus, d'envoyer artificiellement de l'air dans ses poumons immobiles. Il y a plusieurs moyens de faire cette respiration artificielle. Voici le meilleur :

On prend un simple soufflet de cuisine, on en place la canule entre les lèvres de la victime, en les serrant et les fronçant tout autour, puis on se met à souffler d'une *main lente et ferme,* afin de soulever peu à peu l'énorme poids des côtes et des parois de la poitrine sans déchirer les poumons. Pendant que l'on souffle ainsi, une autre personne pose le doigt, au devant du cou du noyé, sur la *pomme d'Adam* et la repousse légèrement, afin d'aplatir l'œsophage [1] et d'empêcher l'air insufflé d'aller se perdre dans l'estomac; de l'autre main, elle pince les narines, par où cet air pourrait s'enfuir.

Quand la poitrine est bien soulevée et gonflée d'air,

1. L'*œsophage* est le canal des aliments: il est placé au devant du canal de la respiration.

on enlève le soufflet, on place les mains à plat sur les côtes et sur le ventre et on les comprime *lentement et fortement*, de façon à chasser du poumon tout l'air que l'on y a soufflé.

On replace alors le soufflet, on remplit de nouveau d'air la poitrine. Puis on chasse cet air, et ainsi de suite, de façon à provoquer artificiellement le double mouvement d'inspiration et d'expiration.

— Et si l'on est loin de toute habitation, et que l'on ne puisse se procurer de soufflet? direz-vous.

Dans ce cas, vous n'avez qu'une ressource : vous pencher sur le malheureux, coller vos lèvres aux siennes et lui insuffler ainsi, bouche à bouche, l'air de votre poitrine. Certes, ce procédé ne vaut pas le précédent, parce que vous n'envoyez dans les poumons du malheureux que de l'air déjà respiré, appauvri d'oxygène, souillé d'acide carbonique; cependant, cela vaut mieux que rien, et cela a permis des milliers de fois de ramener à la vie des malheureux qui allaient succomber.

Quelle que soit la façon dont on pratique la respiration artificielle, l'important est de la continuer très long temps. On a vu des noyés revenir à la vie **après dix heures de soins et de secours continuels !**

Heure après heure, sans interruption, sans découragement, il faut persévérer à gonfler et dégonfler alternativement cette poitrine immobile, jusqu'à ce qu'enfin un léger frisson, un demi-soupir, quelque imperceptible mouvement des lèvres ou des paupières annoncent le retour de la vie. Alors, sans pour cela cesser les manœuvres précédentes, on portera la victime dans un lit bien chauffé, on l'entourera de bouteilles d'eau chaude, de sachets de sable brûlant, enfin on fera l'impossible pour entretenir et raviver cette première étincelle et rallumer ainsi le foyer de la vie.

Ce sont exactement les mêmes manœuvres, les mêmes soins, qu'il faudra employer pour rappeler à la vie un pendu, ou une personne **asphyxiée** par l'*acide carbonique*, par les *gaz des fosses d'aisance*, enfin tous ceux qui sont sur le point de périr pour avoir été, d'une façon ou d'une autre, privés d'oxygène.

Vous savez qu'il y a des animaux dont la **morsure** est très dangereuse : par exemple, le *chien*, quand il est enragé, la *vipère*, le *scorpion*, les *mouches* qui ont touché quelque cadavre putréfié. Il est très utile de savoir ce qu'il faut faire, quand on a été mordu ainsi, pour conjurer ou diminuer le danger.

Commençons par la plus dangereuse de ces morsures, celle du **chien enragé**.

Le plus sûr serait assurément de n'être pas mordu, et pour cela il faudrait que toute personne qui possède un chien le surveillât attentivement et n'hésitât pas à l'abattre quand il a été mordu par un autre chien, ou qu'il donne quelque signe de la terrible maladie.

Dites-vous bien que *c'est votre plus strict devoir de tuer votre chien*, si vous pensez qu'il soit enragé ou sur le point de le devenir : en ne le faisant pas, vous prenez une responsabilité redoutable, vous vous exposez à être la cause d'affreux malheurs.

Et sachez bien que les premiers débuts de la **rage** sont très obscurs, difficiles à discerner. Défiez-vous d'un chien qui est triste, qui se retire dans les coins sombres, qui tantôt refuse de manger, tantôt se jette avidement sur la nourriture, qui aboie parfois sans motif, le poil hérissé, le regard étrange : ce chien est déjà enragé. Si vous le voyez boire, ne vous rassurez pas pour cela : dans les premiers jours de la maladie, le chien enragé boit comme à l'ordinaire.

Quand on est mordu, la seule chose à faire, c'est d'essayer d'enlever le poison ou de le détruire sur place.

Pour l'enlever, il faudra élargir d'un coup de canif la plaie, la presser, la sucer, enfin la faire saigner abondamment. Puis, pour détruire le poison qui n'a pu être enlevé, il faudra se soumettre courageusement à la *cautérisation* : un fer rougi à blanc sera enfoncé profondément dans la blessure. Si le fer est très chaud, cela ne fait pas autant de mal que vous pourriez le croire.

Si l'on est éloigné du lieu où l'on pourra recevoir des secours, il est très important, en attendant ces secours, d'empêcher le sang d'entraîner le poison dans les veines et de le répandre dans tout le corps, où on ne pourrait plus l'atteindre. Pour cela, **on liera fortement** le membre au-dessus de la plaie, avec le premier lien venu, une ficelle, une corde, une jarretière, une ceinture, une cravate : il faut serrer très fort, afin de suspendre absolument le cours du sang.

Les soins à prendre sont exactement les mêmes pour une piqûre de **scorpion**, de **vipère** ou de **mouches charbonneuses**.

Laissez-moi vous faire remarquer, à propos de la vipère, qu'elle est, dans nos contrées, *le seul serpent venimeux*, le seul que la nature ait muni de cette glande à venin, de ces dents creuses qui forment un si merveilleux appareil de meurtre. L'innocente **couleuvre n'a** rien de tout cela; elle est tout à fait incapable de faire du mal, la pauvre bête, et c'est bien à tort qu'on la tue, car elle se rend utile en dévorant les campagnols, les mulots, les rats et autres ennemis des récoltes. Ne vous défiez que de la vipère, que vous reconnaîtrez à sa taille relativement petite (elle ne dépasse jamais un mètre et l'atteint rarement), à sa tête plate, à son museau un peu relevé en forme de groin.

Toute mouche qui vient de se gorger des sucs **d'un** cadavre est dangereuse : **sa piqûre peut être mortelle.** C'est pourquoi celui qui n'enterre pas profondément les animaux morts, chats, chiens, volailles, etc., celui qui se contente de les jeter au hasard parmi les buissons ou de les abandonner sur les champs, celui-là manque à son devoir : il met en péril sa vie et celle de ses semblables.

PROVERBES ET PENSÉES

En te protégeant, tu protèges tes semblables. En te perdant, tu les perds avec toi.

*
* *

Tous les animaux savent ce qui leur est salutaire. L'homme seul l'ignore et doit l'apprendre.

*
* *

Il n'y a rien que les hommes aiment mieux à conserver et qu'ils ménagent moins que leur propre vie.

*
* *

Qui veut voyager loin ménage sa monture.

ONZIÈME ENTRETIEN

CE QU'IL FAUT FAIRE EN CAS D'EMPOISONNEMENT, EN CAS DE MALADIES

Le plus sûr, évidemment, c'est de ne pas s'empoisonner. Je dis cela pour les enfants étourdis qui oublient les recommandations et les défenses des parents, qui touchent à tout ce qu'ils trouvent et n'aperçoivent pas un fruit sans le goûter, même quand ils ne le connaissent pas.

Mais enfin, il y aura toujours des étourdis ou des ignorants qui manqueront de s'empoisonner, de sorte qu'il est bon de savoir que faire une fois le malheur survenu.

Quel que soit le poison, la première chose à faire est de tâcher de **faire vomir** le malade pour le lui faire rejeter. Pour cela, le mieux serait d'avoir sous la main une prise d'*émétique* et de la lui faire avaler. Mais justement il est rare que l'on possède ce remède ; on le remplacera alors par de l'eau tiède, et on enfoncera les doigts dans la gorge du malade, pour amener les vomissements.

Mais on n'est jamais sûr que tout le poison ait été vomi. Souvent même le poison a déjà été digéré avant qu'on ait administré le vomitif. Il faut donc avoir recours à un autre moyen, qui consiste à donner au malade un remède qui combatte, qui détruise le poison, à lui faire prendre, comme on dit, un **contre-poison**.

Le contre-poison, cela va sans dire, n'est pas le même dans tous les cas ; il diffère selon le poison.

L'un des empoisonnements les plus fréquents est l'empoisonnement **par les allumettes**, ou plutôt par le *phosphore* des allumettes. C'est le plus souvent à de jeunes enfants, qui ne savent à quel danger ils s'exposent, qu'arrive ce malheur. Dès qu'on aura reconnu la cause de l'accident, ce qui est facile, grâce aux douleurs atroces du malade, à ses convulsions et à l'odeur d'ail des matières vomies, on tâchera de le faire vomir. Puis, dans un demi-litre d'eau sucrée, on lui administrera, si l'on en a, *une ou deux cuillerées à café* de térébenthine, qui est le vrai contre-poison du phosphore. Si la térébenthine manque, on la remplacera par dix à quinze blancs d'œufs battus dans un litre d'eau pure.

Un autre empoisonnement fréquent chez les enfants de votre âge est celui que provoque la **belladone**. Connaissez-vous cette herbe dangereuse que l'on appelle encore la *belle-dame*, ou la *morelle furieuse?* Si vous ne la connaissez pas, faites-vous en montrer un pied. Vous la trouverez de préférence dans les ravins obscurs, parmi les pierres, les broussailles, les ruines. Vous la reconnaîtrez à son feuillage d'un vert sombre, à ses fleurs d'un pourpre obscur, en forme de calice dentelé, et surtout à ses baies semblables à de petites cerises, d'abord vertes, puis rouges, puis noires, luisantes et terriblement vénéneuses. Vous la reconnaîtrez encore à son odeur âcre et nauséabonde.

Une seule baie de belladone suffit pour tuer. Des nausées, une soif ardente, la gorge serrée, les membres secoués de convulsions, des cris aigus, puis tout à coup une torpeur sinistre, la peau pâle et froide, la respiration haletante, voilà, mes enfants, les signes que l'on voit succéder chez le malheureux qui a goûté de ces fruits mortels.

Le remède serait quelques grammes de **tannin**. Mais il est bien rare que l'on en possède. On pourra, en attendant que l'on en ait fait acheter et que le médecin arrive, administrer toutes les demi-heures une grande tasse de **café** noir très concentré.

Le tannin et, à son défaut, le café sont aussi les contre-poisons des **champignons vénéneux**. Mais le mieux serait d'éviter tout danger, en ne mangeant que des champignons cueillis ou examinés par une personne qui s'y connaisse parfaitement. En règle générale, défiez-vous des champignons dont la surface est humide, visqueuse, pustuleuse, l'odeur nauséabonde, et dont la chair bleuit ou verdit quand on la casse.

Le **vert-de-gris** est un poison violent qui se forme sur les vases de cuivre non étamés ou mal étamés, particulièrement quand on a l'imprudence de laisser refroidir dans ces vases les aliments qu'on y a préparés. Le meilleur contre-poison du vert-de-gris est un litre d'eau sucrée où l'on aura mêlé douze à quinze **blancs d'œufs** battus.

Voilà, mes enfants, les premiers soins à donner quand l'un ou l'autre de ces malheurs est survenu. Mais souvenez-vous que ce ne doit être là qu'un secours provisoire, en attendant le médecin. Le médecin seul pourra administrer avec sécurité les vrais remèdes et réparer, autant qu'il se peut faire, les ravages du mal. Toutefois, c'est déjà un grand gain que d'avoir réussi à faire vivre le malheureux jusqu'à l'arrivée du docteur. C'est souvent lui sauver la vie.

Je vous ai dit quelques mots, au commencement de ces leçons, sur la conduite à tenir quand on a quelque **malade** à soigner. Je veux y revenir avant de terminer notre dernier entretien.

Quelle que soit la maladie, rappelez-vous qu'un malade a besoin de deux choses : de l'air pur et du calme.

L'air pur, nous en avons assez parlé. Remarquez seulement que pour que l'air soit pur, il faut que la chambre et le lit soient très propres, d'une **propreté parfaite** : les draps et le linge de corps du malade seront changés aussi souvent que possible, tous les jours, s'il le faut.

Jamais on ne placera le lit d'un malade dans une alcôve ni dans un coin reculé, où les miasmes s'entasseraient. Il faut que l'air joue autour de lui.

Quant au repos, c'est là une condition essentielle de guérison. Le calme, le silence, pas de visites, pas de conversations, ni à haute voix ni à voix basse; personne autour du lit, à l'exception de ceux que le patient désire voir ou dont il a besoin; voilà ce qu'il faut dans une chambre de malade.

Telles sont les précautions dont il faut entourer celui qui souffre de maladie, quelle qu'elle soit. Mais il est des mesures toutes spéciales que l'on doit prendre quand le mal est **contagieux**. Elles sont toutes dirigées vers un but unique : *détruire les miasmes invisibles qui émanent du malade et qui sont l'instrument, le corps du délit de la contagion.*

Pour y arriver, il faut user largement des substances **désinfectantes**, chlorure de zinc, chlorure de chaux, acide phénique. Voici la manière de composer deux liquides désinfectants, d'une grande puissance et d'un prix de revient fort modeste :

Le premier s'obtient en faisant dissoudre 30 *grammes de chlorure de zinc* dans 1 litre d'eau;

Le second est une dissolution de 20 *grammes d'acide phénique* dans 1 litre d'eau.

De larges soucoupes pleines de ces solutions sont déposées dans les coins de la chambre et sous le lit du malade. Les selles du malade seront *toujours* désinfectées à l'aide de l'un ou de l'autre de ces liquides avant d'être jetées aux latrines ou déposées en quelque autre endroit. Le linge ayant servi au malade ne sera *jamais* lavé dans un lavoir public avant d'avoir séjourné quelques heures dans l'une de ces solutions.

Le malade sera, autant que possible, **isolé**, c'est-à-dire qu'on ne laissera pénétrer auprès de lui que les personnes dont les soins lui sont indispensables. Et ces personnes, en quittant la chambre, ne manqueront jamais de changer de vêtements et de se laver avec une solution phéniquée avant de se mêler aux autres habitants de la maison.

C'est grâce à ces minutieuses mesures, à cette rigueur de précautions, que l'on peut arriver à étouffer sur place la contagion, à la tuer avant qu'elle ait eu le temps de prendre son terrible vol et de se répandre au loin. C'est ainsi que l'on peut circonscrire le mal et sauver des centaines, des milliers de vies. Dès lors, c'est un devoir pour chacun de ne négliger aucun de ces soins, de les pratiquer avec tout le zèle, toute l'intelligence dont il est capable.

Mes enfants, nous voici à la fin de notre dernière causerie sur l'hygiène. Dans le peu de temps que nous y avons consacré, vous avez appris bien des choses nouvelles pour vous, vous avez acquis bien des renseignements les plus utiles du monde.

Toutefois, n'en soyez pas trop fiers. Ne vous figurez pas être déjà de petits savants. Ce que j'ai pu vous apprendre est bien peu de chose auprès de ce que vous ignorez encore. Nous avons couru au plus pressé : nous avons négligé tout ce qui n'était pas de première nécessité pour ne prendre que l'indispensable.

Mais vous êtes tout jeunes encore. Dans quelques mois, quand vous aurez quitté l'école, la vie s'ouvrira toute grande devant vous. Ne pensez pas qu'alors vos études seront finies. Il faut, au contraire, qu'alors elles recommencent, ou plutôt qu'elles commencent pour de vrai.

Il faut que vous profitiez alors, et pendant bien des années, de ce que vous avez appris ici, dans notre modeste école, non point pour fermer vos livres et vous reposer, mais, au contraire, pour en ouvrir d'autres, pour apprendre de nouvelles choses, pour vous instruire davantage et mieux.

De nos causeries d'hygiène, vous aurez retiré un petit bagage de renseignements utiles. Mais j'espère que vous en aurez retiré une chose bien plus précieuse. Savez-vous laquelle ? L'envie d'en savoir davantage sur ces sujets si curieux, sur tout ce qui touche à notre vie.

Si j'ai réussi à allumer en vous cette flamme de curiosité, je suis tranquille : vous trouverez moyen de la satisfaire, en questionnant, en observant.

En tout cas, de tout ce que nous avons dit, retenez bien cette grande vérité :

Notre vie, notre santé, nos maladies, ne sont point des miracles, ni des mystères, où notre intelligence et notre volonté ne peuvent rien ; ce sont des choses toutes simples, qui se comprennent dès qu'on les étudie, et qu'il dépend de nous de modifier à notre avantage : il n'y a qu'à le bien vouloir.

———

PROVERBES ET PENSÉES

*Il n'y a pas de journée indifférente pour la santé :
chacune lui apporte ou lui enlève quelque chose.*

* * *

La meilleure médecine est de n'avoir pas besoin de médecin.

* * *

Savoir, c'est pouvoir.

———

TABLE DES MATIÈRES

FIN DE LA TABLE DES MATIÈRES.

Imprimeries réunies, A, rue Mignon, 2 Paris.

RÉSUMÉ DU COURS D'HYGIÈNE

A L'USAGE

DES PETITES CLASSES ÉLÉMENTAIRES

I

Quand tu es malade, ne dis pas : « Le mal est venu tout seul. »

Le mal ne vient jamais tout seul.

Les trois quarts du temps, c'est ta faute si tu es malade.

Tu as fait quelque imprudence que tu aurais très bien pu éviter.

Dieu t'a fait présent d'une longue vie. C'est à toi de ne pas la faire courte, par négligence ou par ignorance.

Te soigner quand tu es malade, c'est très bien. Mais c'est mieux de te soigner quand tu es bien portant.

Il est bien plus facile d'empêcher la maladie d'entrer que de la chasser une fois installée.

La maladie entre par une porte cochère : elle sort par un trou d'aiguille.

II

L'air est l'aliment de ta vie. S'il te manquait un instant, tu mourrais.

Tu peux bien te passer deux jours de manger. Mais essaie de te passer deux minutes de respirer : c'est impossible.

L'air, c'est comme un pain que tu respires, au lieu de le manger.

Mange-t-on du pain sale et gâté? — Non. Eh bien! il ne faut pas non plus respirer un air impur, infect.

Mangerais-tu du pain qu'un autre aurait déjà mâché? — Non. Eh bien! tu ne dois pas davantage respirer un air qui a déjà servi à la respiration de quelqu'un.

Il te faut toujours de l'air neuf et pur.

L'air que tu respires doit être propre comme le pain que tu manges.

L'air souillé, comme le pain gâté, te ferait mourir.

III

Le bon pain blanc coûte cher : le pauvre n'en mange pas tous les jours.

Mais le bon air pur ne coûte rien. Dieu te le donne gratis.

Ouvre-lui ta fenêtre : c'est la santé qui entrera.

Chaque matin, en te levant, ouvre toute grande la fenêtre de ta chambre, pour laisser partir l'air que tu as respiré pendant la nuit et laisser entrer l'air vif du dehors.

Tu ne voudrais pas te baigner dans une eau puante et corrompue ? Eh bien ! tâche de ne pas vivre dans un air corrompu et puant.

Là où l'air n'entre pas, c'est la mort qui entre.

IV

Quand tu es à table, ne fais pas le difficile, ne fais pas le dégoûté.

Prends l'habitude de manger de tout ce que l'on mange. S'il y a des plats que tu n'aimes guère, fais-toi violence. Au bout dé peu de jours, tu ne te souviendras plus de ne pas les avoir aimés.

Ne mange point à la hâte. Mets-y tout le temps.

Surtout, mâche avec soin.

N'avale pas une bouchée avant de l'avoir réduite en bouillie.

Avaler sans mâcher est le fait d'un sot : tes dents sont dans ta bouche et non point dans ton estomac.

Cesse de manger dès que tu n'as plus faim.

V

Ne mange pas entre les repas. Ton estomac a bien assez de travail au déjeuner, au dîner, au souper.

Il a besoin de se reposer dans l'intervalle : laisse-le tranquille. Il ne peut travailler sans cesse.

Surtout ne mange pas de fruits verts. Si tu les aimes, ton estomac ne les aime pas : ils le rendent malade.

Ne mange que des fruits bien mûrs, bien sucrés, bien dorés par le soleil.

Ne t'amuse jamais à avaler les noyaux.

J'ai vu mourir un petit enfant qui avait avalé un noyau de pêche.

Le noyau avait fait un trou à son estomac, et le pauvre petit mourut dans d'affreuses souffrances.

VI

Ne mange jamais que les fruits que tu connais bien, que tu as vus cent fois : les cerises, les pêches, les prunes, les noix, les fraises, etc.

Mais quand tu aperçois un fruit que tu n'es pas sûr de reconnaître, n'y touche pas. C'est peut-être du poison.

Dans les buissons, parmi les pierres, il t'arrivera peut-être de voir de jolis fruits rouges ou noirs qui ressemblent à des cerises et qui ont l'air bien bons à manger.

N'y touche pas. C'est un poison violent.

J'ai connu deux beaux petits enfants de ton âge, le frère et la sœur, qui sont morts en quelques heures, pour avoir cueilli et mangé de ces fausses cerises.

Rappelle-toi que les cerises ne poussent que sur de grands arbres, les cerisiers, et non pas sur de petits arbustes moins hauts que toi.

VII

En été, quand le soleil est brûlant, défie-toi de l'eau des sources glacées et des frais ruisseaux. Elle est délicieuse, mais elle peut te faire mourir.

Ne bois jamais d'eau fraîche quand tu es en sueur. Attends, pour te désaltérer, que ta sueur soit séchée, et même alors, ne bois pas plus d'un verre d'eau.

Entre tes repas, bois le moins possible : si tu le peux, ne bois pas du tout.

A table, ne vide pas ton verre d'un trait. Bois posément, par petites gorgées.

Ne bois pas de vin pur.

Ne demande jamais à boire du café, des liqueurs : ces choses ne sont pas bonnes pour un petit enfant.

VIII

Quand tu es en sueur, ne t'expose pas au vent, ni à la pluie : tu risquerais de tomber gravement malade et de mourir.

Mets-toi à l'abri jusqu'à ce que tu aies cessé de transpirer.

Quand tu rentres à la maison, si tes vêtements sont mouillés par la pluie, ne perds pas de temps, cours les changer contre des vêtements secs. Tu éviteras ainsi de terribles maladies.

Quand tes chaussures sont mouillées, dès que tu es de retour à la maison, ôte-les et mets-en de sèches.

Ne reste jamais tête nue au grand soleil.

IX

Pour être bien portant, il faut être propre. Si tu tiens à ta peau, nettoie-la.

Le matin, à ton lever, lave-toi la tête, le cou, les bras, la poitrine. Fais-y ruisseler l'eau froide.

Ne crains pas l'eau froide.

D'abord c'est honteux, pour un enfant robuste, d'avoir peur de l'eau.

Ensuite, c'est une sottise. L'eau froide est ta meilleure amie : elle te donnera des joues roses, des bras vigoureux, une forte poitrine.

Elle fera de toi un vaillant petit homme.

Aime l'eau froide, si tu aimes la santé.

L'eau froide et l'air pur sont les deux meilleurs médecins.

X

N'imite pas les enfants peureux, sots et sales, qui se lavent du bout des doigts, en trempant dans leur cuvette le coin de leur serviette.

Toi qui veux être courageux et fort, plonge ta tête dans la cuvette, même au plus fort de l'hiver.

Nettoie avec soin tes yeux, tes oreilles, ton cou.

Fais couler rapidement un peu d'eau sur tes épaules, tes bras et ta poitrine. Essuie-toi vivement et habille-toi sans flâner, pour ne pas t'enrhumer.

Puis lave et savonne tes mains et tes pieds.

Les pieds ont autant que les mains besoin d'être lavés tous les jours.

Ne manque pas un seul matin de le faire.

XI

Chaque matin, brosse tes dents.

Si tu tiens à conserver tes belles dents blanches, qui croquent si bien les pommes, brosse-les chaque matin.

Si tu ne veux pas souffrir cruellement des dents, les voir se noircir, puis se gâter, si tu ne veux pas être édenté comme un vieillard, brosse-les chaque matin.

Une brosse à dents te coûtera dix sous. Tu en trouveras au bazar de la ville. Consacre à cet achat tes premières économies.

Une fois par semaine, savonne-toi la tête et lave-la à grande eau.

C'est le bon moyen de garder longtemps tes beaux cheveux et de ne pas devenir chauve avant d'être vieux.

C'est aussi le bon moyen de ne pas attraper cette maladie repoussante qu'on nomme la teigne.

XII

En été, quand il fait bien chaud, tu aimes à te baigner dans la rivière.

Tu as raison. C'est une bonne chose.

Mais apprends à nager. Ne perds pas ton temps à barboter comme un canard. Demande à un camarade plus âgé de t'apprendre à nager et fais effort jusqu'à ce que tu le saches.

Ne te baigne jamais en sortant de table.

Se baigner quand on vient de manger est une folie. C'est vouloir se tuer. Laisse s'écouler au moins deux heures entre ton repas et ton bain.

Sors de l'eau dès que tu sens le froid te gagner et tes dents claquer.

Habille-toi rapidement pour ne pas prendre froid.

Si tu te sens frissonner, mets-toi à courir. La course te réchauffera.

XIII

Il ne suffit pas que ta peau soit propre. Il faut aussi que tes vêtements le soient.

Si tes vêtements sont sales, poudreux, s'ils sont imprégnés de crasse, de sueur, de fumier ou de boue, ils salissent l'air qui entre dans ta poitrine.

Ils infectent la chambre où tu couches, la maison où tu vis, la classe où tu étudies.

Tâche de ne pas les salir. Si tu les as salis, brosse-les, nettoie-les de ton mieux.

Un enfant dont le visage et les mains sont bien lavés et les habits bien brossés fait plaisir à voir.

Même s'il n'est pas riche, même si ses vêtements sont rapiécés, il a l'air comme il faut, et on aime à le regarder.

XIV

Que tout soit propre autour de toi.

Ta chambre d'abord. Ne la salis pas. N'y entre pas avec des souliers poudreux, avec des sabots boueux.

Laisses-en les fenêtres ouvertes. Balayes-en le plancher. Nettoies-en les vitres.

Qu'elle ait bon air et bonne odeur.

Ne salis pas non plus la maison de tes parents. Aide-les plutôt à la tenir propre. Apprends-leur à l'aérer.

Quand tu vas aux latrines, prends soin de ne rien salir, de sorte que si quelqu'un y va après toi, il ne soit pas dégoûté.

N'en sors pas sans les avoir nettoyées en y jetant un peu d'eau.

Fermes-en la porte exactement, pour empêcher l'odeur de se répandre dans la maison.

XV

Quand tu es devant ton pupitre et que tu écris, ne te penche pas en avant, ne te couche pas sur ton papier, à moins que tu aies envie de devenir bossu, contrefait et myope.

Tiens-toi d'aplomb sur ta chaise, la tête droite, les épaules effacées, les coudes au corps.

Rappelle-toi ceci :

Il faut écrire le corps droit, sur du papier droit, d'une écriture droite.

Si tu observes cette règle, tu resteras un petit enfant droit et bien fait. Si tu la négliges, tes épaules s'arrondiront, ton dos se voûtera, ta poitrine se creusera, tes yeux ne verront plus clair : tu seras laid et malade.

XVI

Petit enfant, tu t'imaginais que pour se bien porter il n'y a rien à faire qu'à se croiser les bras.

A présent, tu sais le contraire.

Pour se bien porter, il faut être attentif et prudent.

Plus tard, on t'apprendra bien d'autres secrets très précieux pour conserver la santé.

En attendant, retiens bien ceci :

C'est toi qui es, le plus souvent, le maître de ta santé.

Tu peux rester bien portant, si tu écoutes les avis de tes parents et de tes maîtres.

Tu peux te rendre malade et te tuer, si tu es un enfant imprudent et négligent.

A toi de choisir entre la maladie et la santé.

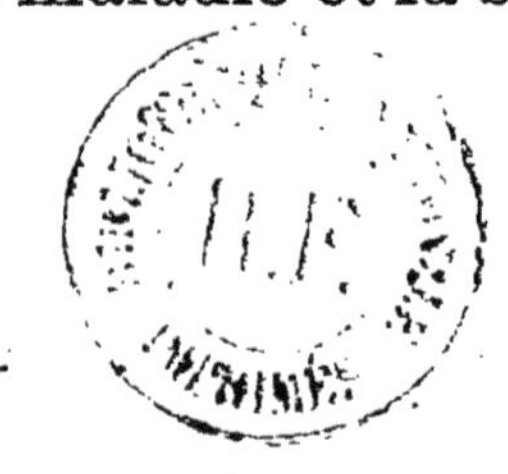

9 782014 031591